「隱藏在食物中的油」圖鑑

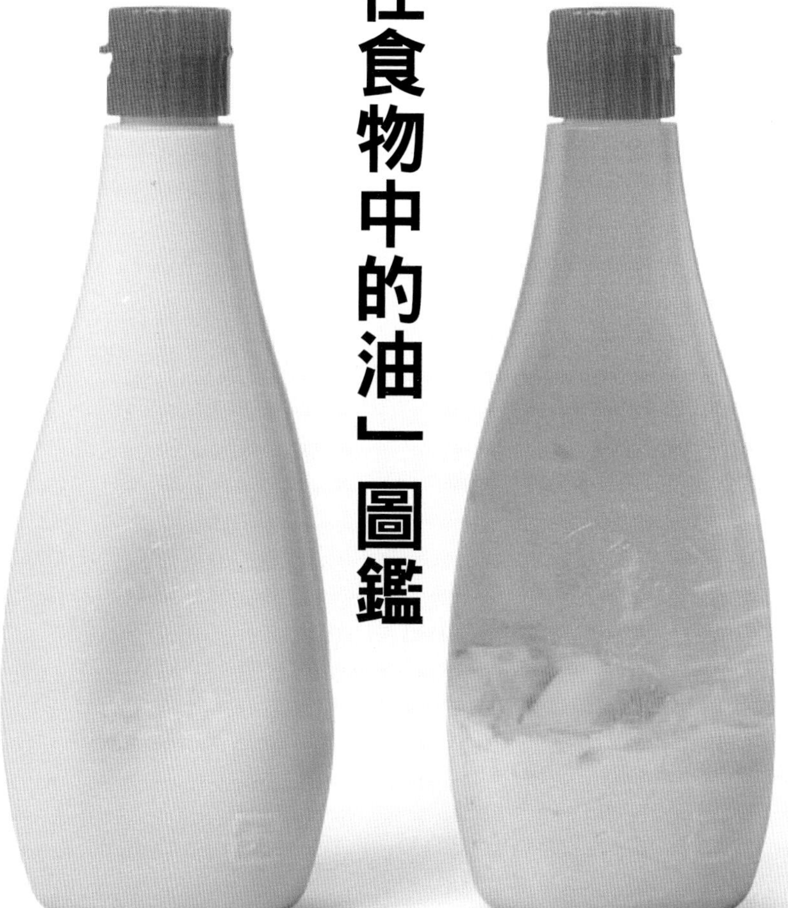

製造美乃滋，需要用到大量的植物油。許多人以為美乃滋的主原料是雞蛋，其實它是「植物油食品」，七〇%為沙拉油。一般容量（四五〇公克）的美乃滋，油脂含量占了三一五公克。

註：各商品成分標示上的脂肪量，為一公克＝一CC。商品名稱、內容量、油名、脂質含量，皆為二〇一七年一月的資料。

卡樂比洋芋片減鹽口味 內容量：85g

脂肪量
30.6g
棕櫚油、米糠油

脂肪量為總重量
36%

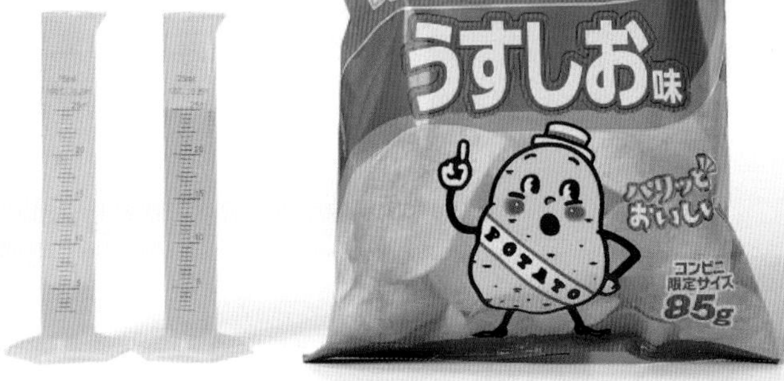

必買的人氣商品。包裝上うすしお味（減鹽口味）給人控制鹽分的印象，讓人感到安心，反而不知不覺吃完一袋。成人每日平均脂質攝取量為六〇公克，這一袋可令人吃下超過一半劣質油。

加卡比薯條沙拉口味 內容量：60g

脂肪量
14.4g
棕櫚油、米糠油

脂肪量為總重量
24%

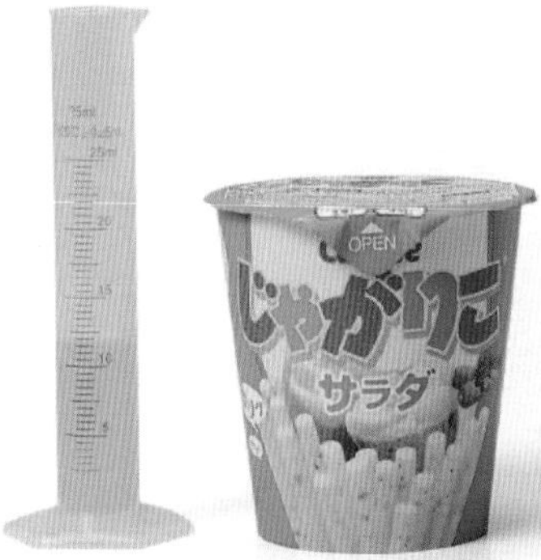

沙拉口味的薯條棒深受兒童喜愛。雖然以健康的「沙拉」命名，卻只含少許胡蘿蔔和芹菜顆粒，主成分為植物油及馬鈴薯。三到五歲的兒童吃一包，就等於吃下每日平均脂質攝取量36公克的40%。

天乃屋歌舞伎揚米果 內容量：**11片**

脂肪量
38.5g
米糠油、棕櫚油

脂肪量為總重量
27%

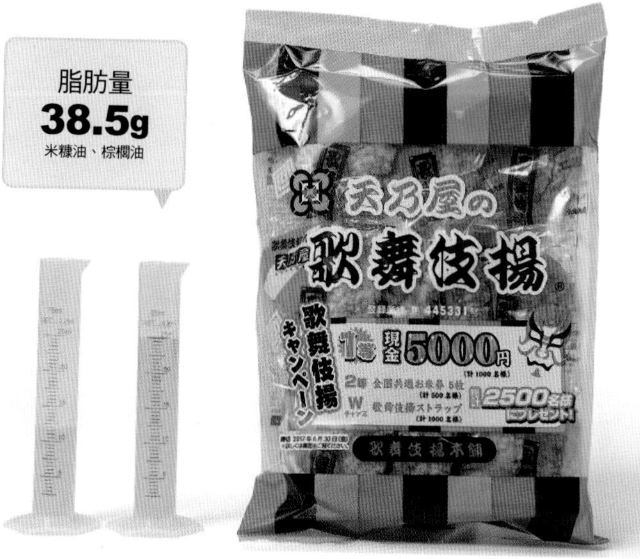

關於仙貝的起源有眾多說法，有一說是仙貝起源於江戶時代的草加，當時是將稻米作為原料燒烤而成。二戰後，也就是1945年以後才出現油炸而非燒烤的仙貝。原料的白米與用來油炸的米糠油搭配良好，所以戰後的油炸類飲食，改變了日本的傳統米果。

うまい美味棒 內容量：**各6g**

脂肪量
9.2g
（每條約2.2～2.5g）
大豆油、菜籽油、棕櫚油

脂肪量為總重量
38%

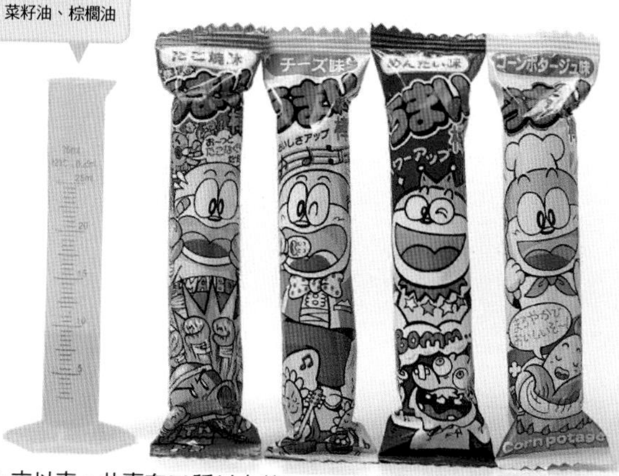

1979年上市以來，共賣有50種以上的口味，是日式零食的首選。主原料為玉米、植物油、醣類（葡萄糖、砂糖）、乳製品、鮮味劑等。「植物油」原料中，用到了應避免使用的三大植物油：大豆油、菜籽油、棕櫚油。

河童蝦條（卡樂比）

內容量：90g

脂肪量
19.9g
米糠油、棕櫚油

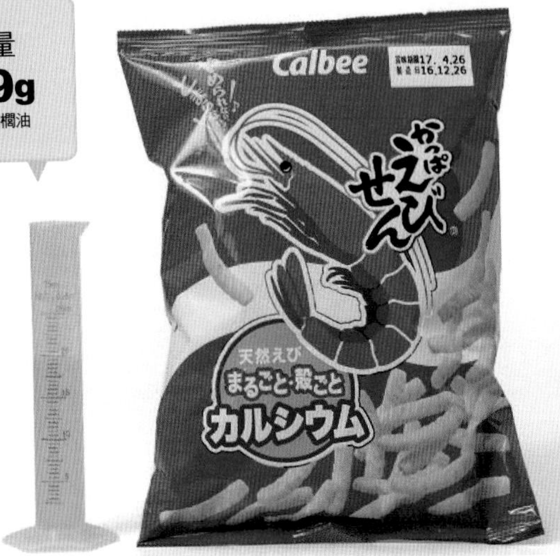

脂肪量為總重量
22%

「讓人嘴饞，無法停止」的元祖祕密，就是鹽、油、化學調味劑的三大組合。「一歲以後就能吃的河童蝦條」以幼兒為客群，減油40%，不使用油，原料為澄粉、麵粉、蝦、砂糖、食鹽。嘴饞時推薦這一項。

HAPPY TURN（龜田製菓）

內容量：120g

脂肪量
34.7g
菜籽油
（烤過再灑上）

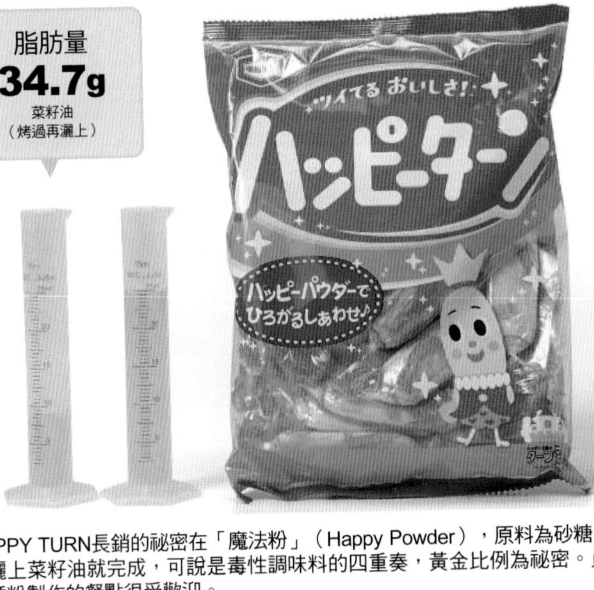

脂肪量為總重量
29%

HAPPY TURN長銷的祕密在「魔法粉」（Happy Powder），原料為砂糖、鹽、鮮味劑，最後灑上菜籽油就完成，可說是毒性調味料的四重奏，黃金比例為祕密。員工餐點中，用到這種粉製作的餐點很受歡迎。

奇巧迷你巧克力（雀巢） 內容量：三塊

脂肪量
11.1g
酥油、棕櫚油、葵花油、牛油樹油（乳木果油）

脂肪量為總重量
32%

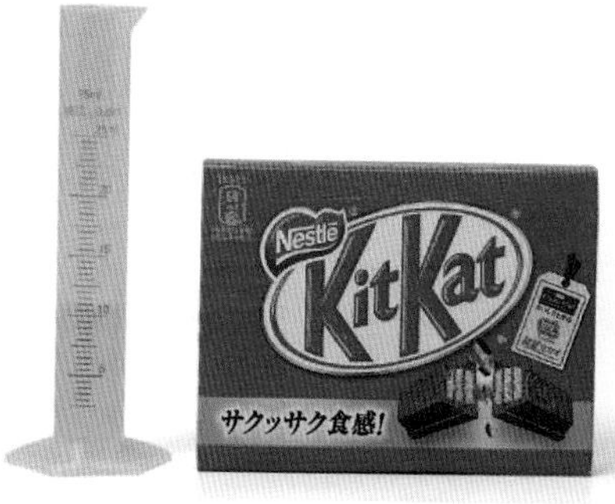

奇巧的日文諧音為「一定能考上」所以在日本考生中特別受歡迎。每塊的脂肪為三・七公克。目前並不曉得棕櫚油是否安全，這點要注意。「牛油樹油」很少聽到，名稱內雖有「牛」，卻是植物油，即「乳木果油」，常用作化妝品原料。

香菇巧克力餅乾（明治） 內容量：63g

脂肪量
25.2g
棕櫚油、葵花籽油、牛油樹油（乳木果油）、印度赤鐵樹油（堅果油）、伊利伯脂（堅果油）、菜籽油、婆羅雙樹油（堅果油、可可油脂替代品）

脂肪量為總重量
40%

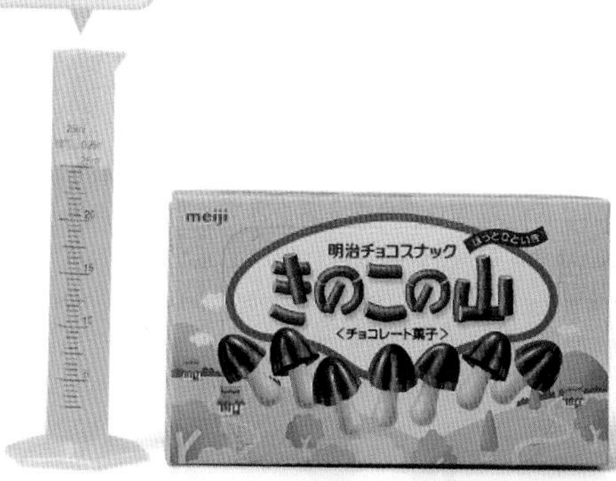

這種巧克力餅乾，與竹筍巧克力並列為小朋友喜愛的零食。其中所使用到的堅果油、棕櫚油、菜籽油雖為巧克力產品常用油，但應避免。油量遠超過油炸零食的含量。

牛奶巧克力（明治） 內容量：50g

脂肪量
17.4g
可可脂

脂肪量為
總重量
35%

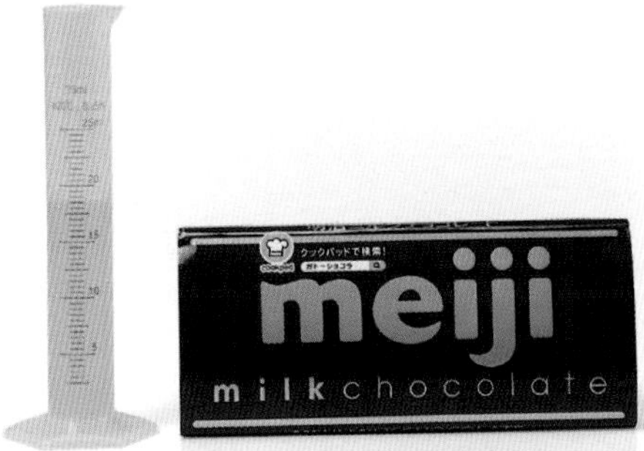

這款純巧克力自1926年上市以來，只用可可脂，無添加植物油。原料為砂糖、可可膏、奶粉、可可脂、卵磷脂（來自大豆）、香料。沒有用危險的植物油製作，讓人頗有好感。

加納牛奶巧克力（樂天） 內容量：50g

脂肪量
16.9g
可可脂、棕櫚油

脂肪量為
總重量
34%

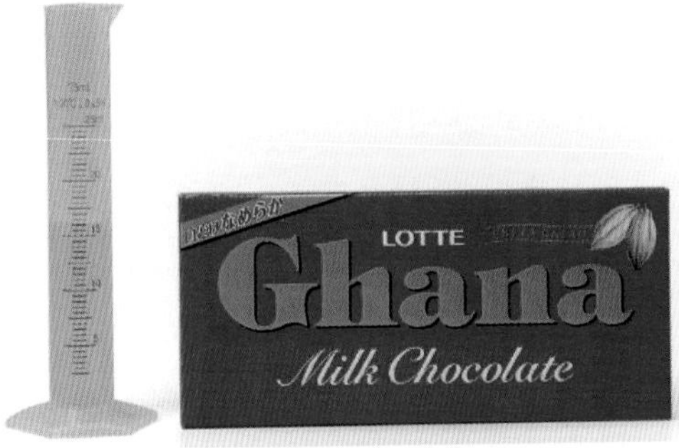

原料為砂糖、可可膏、奶粉、可可脂、植物油（棕櫚油）、乳化劑（來自大豆）、香料。乍看之下與上面的明治巧克力類似，卻添加應該避免的棕櫚油，因此要注意並非純巧克力。

巧克力派（樂天） 內容量：六塊

脂肪量
58.2g
酥油（來自大豆）、棕櫚油、大豆油、菜籽油

脂肪量為總重量
30%

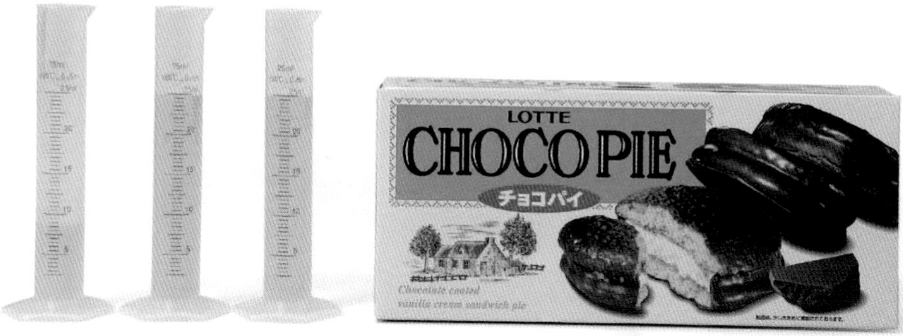

每一塊含有9.7公克的高脂肪量。酥油含有反式脂肪，在日本以外的各國都受到規範，或禁止使用。其他還含有棕櫚油、大豆油、菜籽油，應該避免使用的三大植物油都到齊了。

布丁（固力果） 內容量：三個

脂肪量
14.1g
來自牛奶的乳脂成分、玉米油、棕櫚油、椰子油

脂肪量為總重量
7%

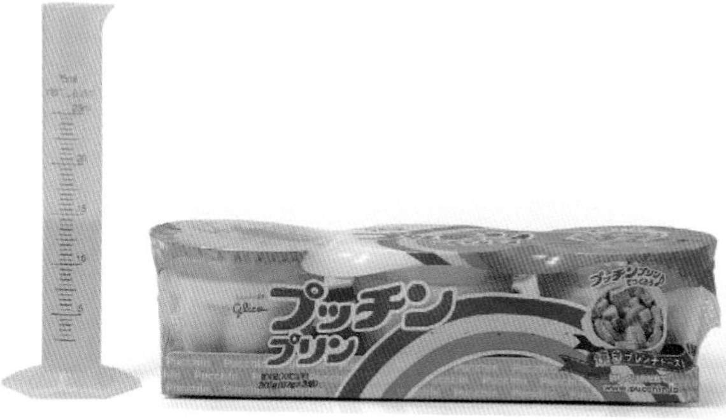

這款國民布丁於1972年上市，含有植物油。製作布丁原本不需要油，用雞蛋、牛奶、砂糖三種原料即可。不妨尋找無油的產品，或自己做都別有一番樂趣。

Essel Super Cup超級香草冰淇淋(明治) 內容量：200ml

脂肪量
23.5g
棕櫚油

脂肪量為總重量
14%

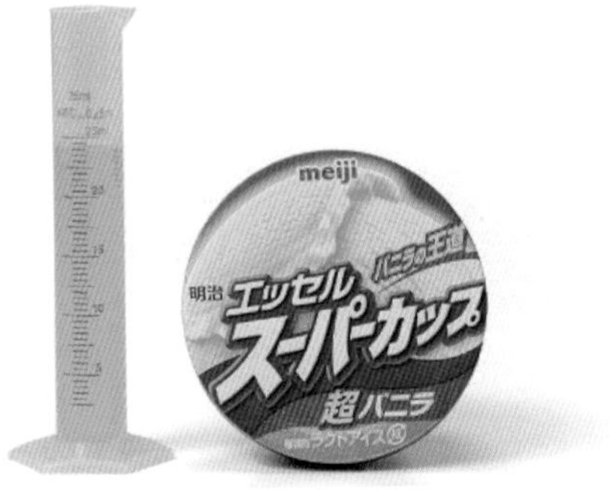

連冰淇淋也有隱藏油！根據日本冰品的規範，含15%以上乳固形物的為Ice cream，10%以上為Ice milk，3%以上為Lacto ice。本商品屬Lacto ice，棕櫚油補充了不足的乳脂肪。選購冰品時，要選擇成分標示內未含植物油脂的商品。

「客服中心」的背後

本書所刊出的人氣食品成分，每一種成分的油脂都只提到「植物油」或「植物油脂」。為了解實際上使用哪一種油，必須詢問每間製造商的客服中心。

但無論是寄電子郵件或打電話，每間企業一開始都有禮貌地回覆我。而一旦詢問到油的種類，就會轉由特定部門回答。

在這個階段，每間企業言談間的感覺便不盡相同。有些企業會毫不猶豫地直接告知油的種類，有些企業則會反問我的意圖。實際上，也有些企業會以「無法對外公開」的理由拒絕告知。

如果對方態度強硬，反而會讓人懷疑是不是有違反良知的行為。不過特意一一列出不好的油，也很讓人喪氣。我認為，食品製造商專門處理油脂的部門，理應知曉油的危險性……。

我們必須仔細觀察，客服中心親切應對的背後，是否隱藏著不為人知的黑暗。

杯麵（日清） 內容量：77g

脂肪量
15.2g
棕櫚油

脂肪量為總重量
20%

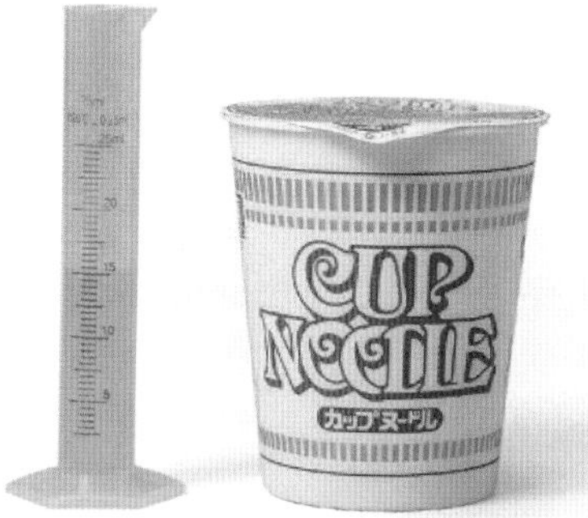

日本發售的杯麵，現在已成為全球性食品。縱使在肚子餓時能補充能量，卻不是營養來源。為了能長期保存而開發瞬間油熱乾燥法，製作時會用到棕櫚油。雖然是優秀的發明，卻對健康不好。避免經常食用，只能當作緊急糧食。

Peyoung醬汁炒麵（MARUKA食品） 內容量：120g

脂肪量
27.6g
棕櫚油、
豬油（豬背油）

脂肪量為總重量
23%

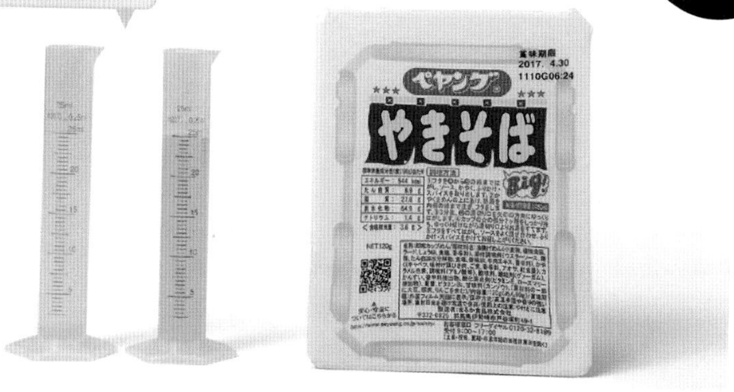

這家廠商曾發生產品混入異物事件，後迅速做出風險應對，提升企業形象，也提高製程的安全性。不過，用來添加風味的豬油及麵條中的棕櫚油，都沒有安全性檢驗證明。真正的風險管理應該在於原料安全性。

煎餃（味之素冷凍食品） 內容量：12個（300g）

脂肪量
25.2g
芝麻油、菜籽油

脂肪量為
總重量
8%

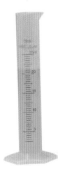

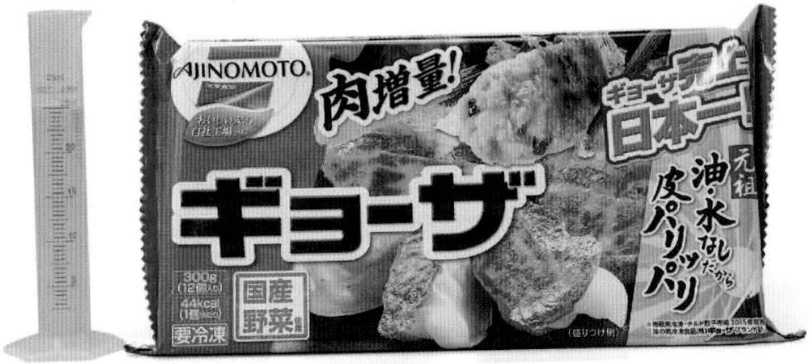

「無水無油也能香脆酥軟」為其專利，每年約有110億日圓銷售額，在冷凍煎餃中是熱門商品，市占率55%。「無油調理方式」容易讓人誤以為是無油產品，其實原料中含有應該避免的植物油。

代餐餅乾（大塚製藥）起司口味 內容量：4條（80g）

脂肪量
22.2g
使用多種植物油
（植物油種類非公開）

脂肪量為
總重量
28%

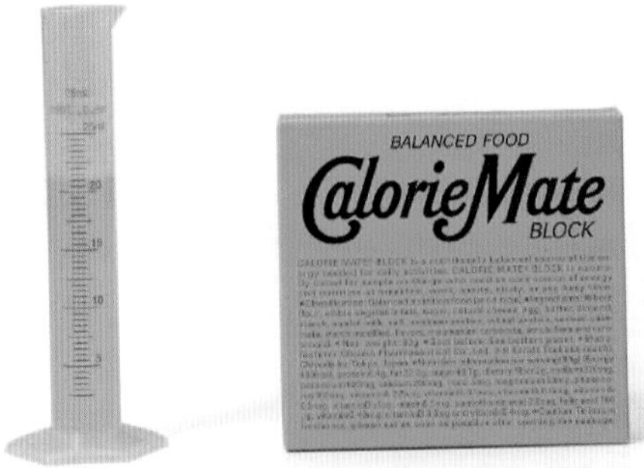

每一塊的脂肪量為5.5公克。詢問廠商脂肪種類，得到的回答都是「不公開」，原因不明。因為自稱卡路里之友（mate），每一條100大卡。本商品是以植物油作為能量補給。

海海苔便當（7-11）

脂肪量
20.7g
菜籽油、棕櫚油、大豆油、芝麻油

脂肪量為總重量
5%

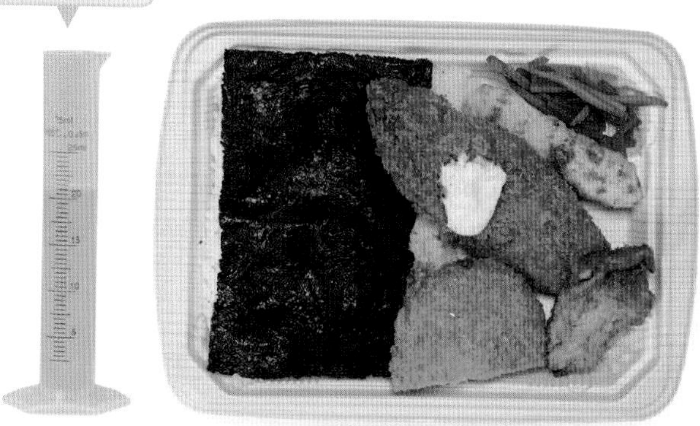

受歡迎的海苔便當很便宜，特徵是在白米上放柴魚片與海苔。炸竹輪、炸白身魚（塔塔醬）、可樂餅、炸雞塊，都是油炸食品，脂肪含量高。含有應避免使用的三大植物油：菜籽油、棕櫚油、大豆油。

豬排蓋飯便當（7-11）

脂肪量
31.4g
大豆油、菜籽油、棕櫚油

脂肪量為總重量
6%

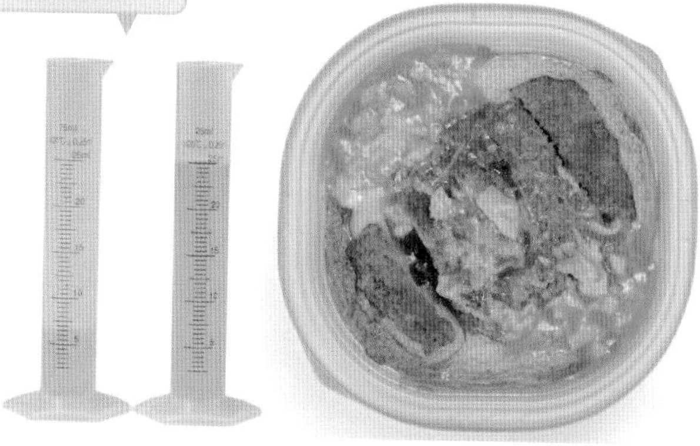

本款便當為低溫便當，藉由低溫管理，讓消費期限由一天延長至三天。100公克豬排肉約含脂肪量18公克；一顆60公克的雞蛋脂肪量約6公克；多餘的7.4公克為油炸用油。含有應避免使用的三大植物油：菜籽油、棕櫚油及大豆油。

番茄肉醬義大利麵（7-11）

脂肪量
24.2g
菜籽油、牛油、棕櫚油、豬油、玉米油

脂肪量為總重量
7%

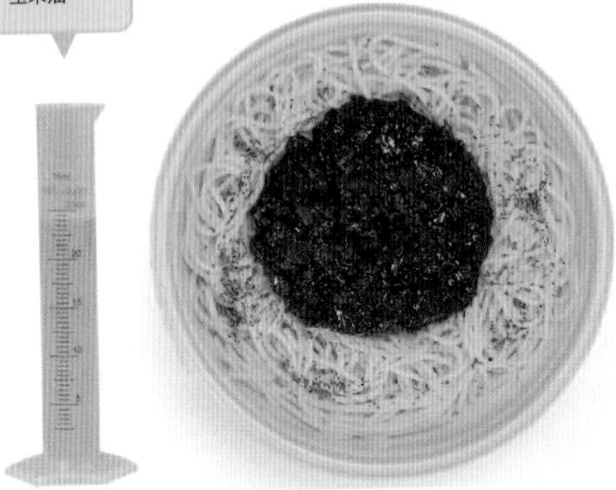

番茄肉醬口味是義大利麵的代表。除了原料牛絞肉與起司，還用了牛油、豬油（豬背油）等動物性油脂增加風味。其他油（菜籽油、棕櫚油、玉米油）為調味用油，是應該避免的油。

嚴選小麥粉的菠蘿麵包（7-11）

脂肪量
9.8g
棕櫚油、菜籽油、大豆油、葵花油、椰子油

脂肪量為總重量
10%

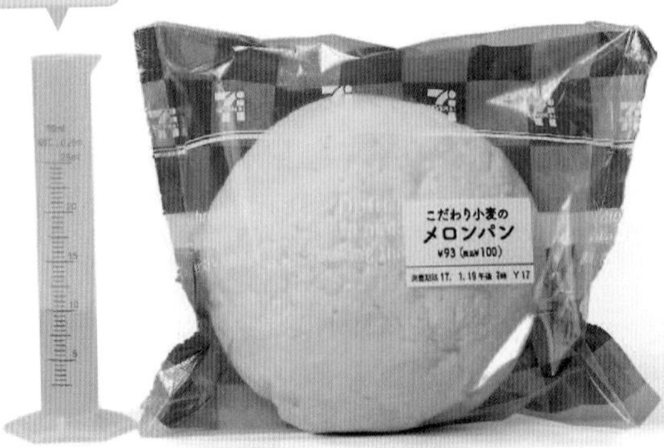

便利商店及麵包製造商為了互相競爭，都開發獨創性的麵包代表。除了菠蘿麵包，麵包原料多會用乳瑪琳，也會用菜籽油、棕櫚油、大豆油等應該避免的油。

午餐包（山崎麵包）鮪魚美乃滋吐司

脂肪量
8.8g
乳瑪琳（棕梠油）、棕櫚仁油、大豆油、菜籽油

脂肪量為總重量
8%

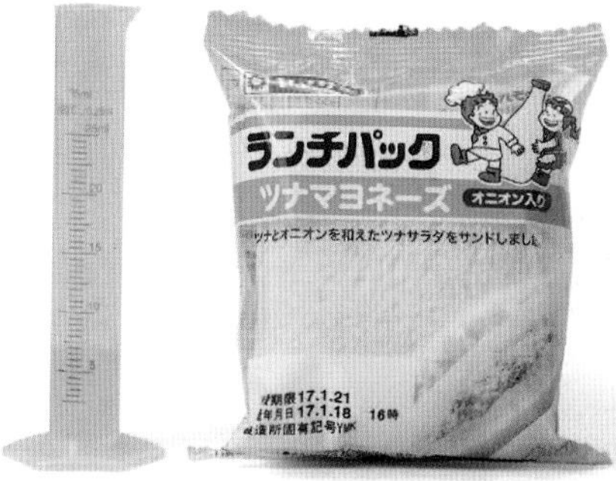

1984年推出的人氣長銷商品。花生、雞蛋、鮪魚三種口味占銷售4成。商品特徵是沒有吐司邊的柔軟口感。三明治等許多麵包都會用乳瑪琳製作，食用時必須確認原料。

豬肉咖哩Gold（大塚食品）中辣 分量：180g

脂肪量
7.0g
豬油、牛油（來自高湯）

脂肪量為總重量
4%

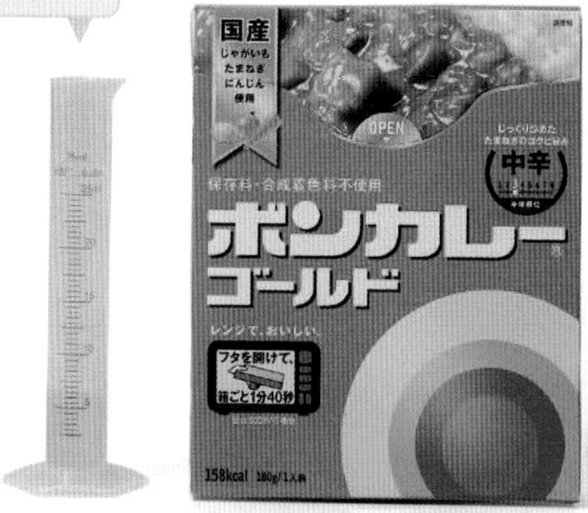

1968年上市，為世界第一個市售微波咖哩「豬肉咖哩」的後繼產品。高壓高溫殺菌，因此沒有添加防腐劑，也沒有添加人工色素。只含動物性脂肪，不使用植物油。從用油的觀點來看，可說是良心商品。

佛蒙特咖哩（好侍食品）甜味 分量：12盤分（230g）

脂肪量
81.6g
豬牛油混合油、棕櫚油

脂肪量為
總重量
35%

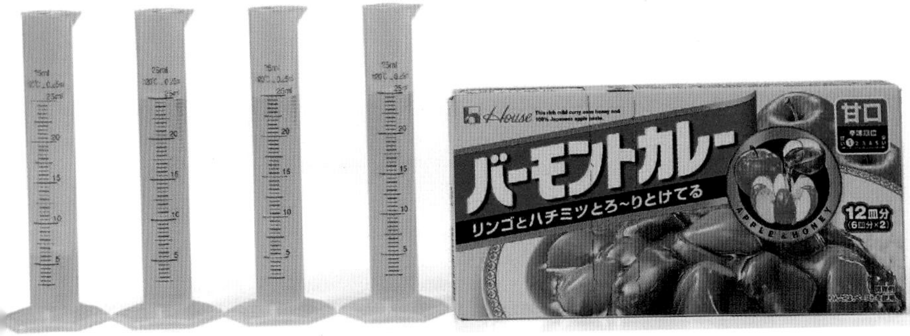

每個家庭都可用喜歡的咖哩塊口味調配出自家的味道，可說是現代版媽媽風味的固定料理。不過，除了有脂肪量多的問題，還使用動物性脂肪，以及植物油的棕櫚油。特別注意不要經常購買使用。

蒙特雷披薩（番茄口味）（PIZZA-LA）超級酥脆M Size

脂肪量
103g
橄欖油、大豆油、奶油、
菜籽油、棕櫚油

脂肪量為
總重量
19%

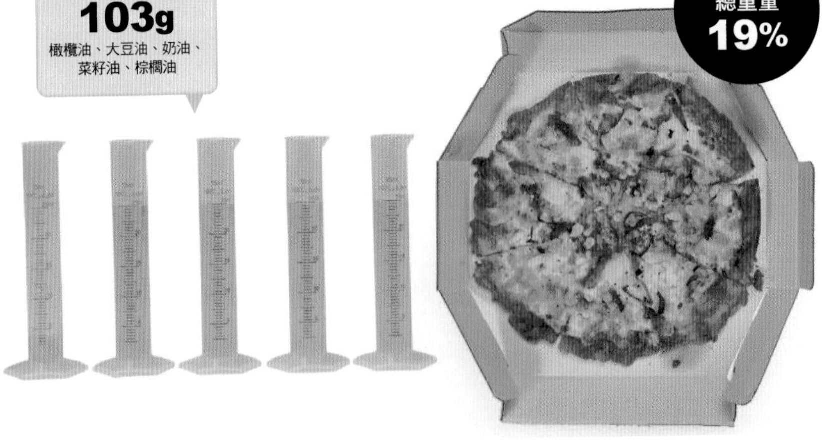

一般人認為製作披薩所用的植物油為橄欖油，但實際上廠商卻會大量用到應該避免的三大植物油。含有大量美乃滋，相當受歡迎，但脂肪量相當多。

起司漢堡＋中薯（麥當勞）

脂肪量
35.5g
混合牛油及棕櫚油的
獨創炸油

脂肪量為
總重量
14%

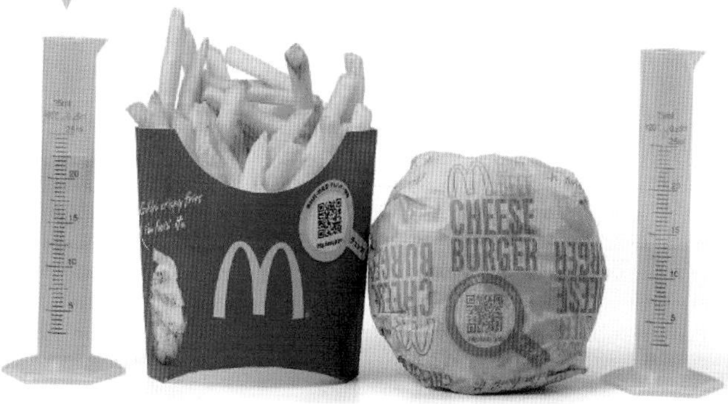

在麥當勞實施的顧客問卷中，顧客希望能推出健康的商品，但實際上廠商並沒有提供顧客所需求的餐點。顧客方必須改變意識，也必須有自覺，吃薯條並不等同吃馬鈴薯，其實是在吃油。

蔬菜咖哩飯（CoCo壹番屋）300g

脂肪量
21.8g
豬油、椰子油、葵花油、
菜籽油（蒸餾）、
棕櫚油（蒸餾）

脂肪量為
總重量
4%

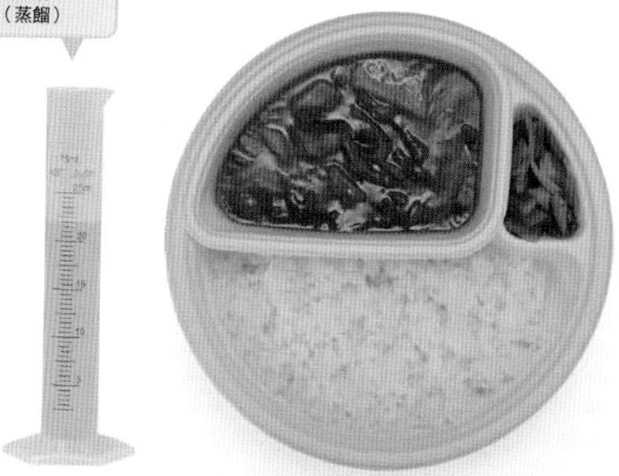

日本國內有1265間分店，海外則有147間分店（2015年時）的咖哩連鎖店。人氣蔬菜咖哩給人健康的印象，脂肪卻意外過多。炸豬排、蝦子、蚵仔等主菜的炸油，都用到應該避免的菜籽油與棕櫚油。

三塊炸雞＋香酥脆薯L＋霸王捲M（肯德基）

脂肪量
70.8g
由棕櫚油、玉米油、大豆油
調和100%植物油
酥油、大豆油
（涼拌高麗菜沙拉醬）

脂肪量為
總重量
13%

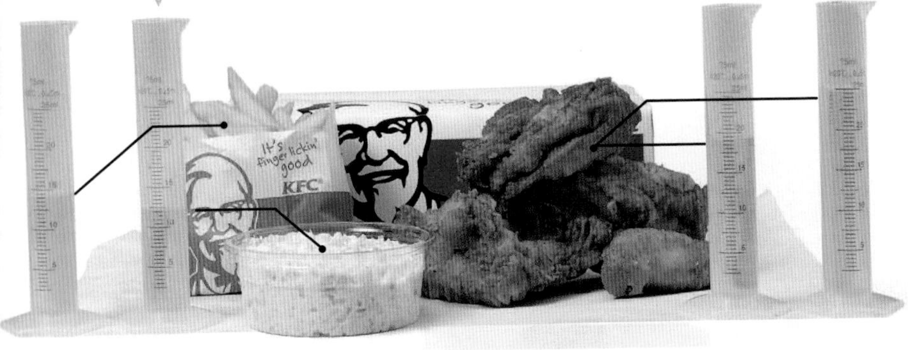

酥油是用乳瑪琳精煉重製的油，會增加心血管疾病的風險，所以世界各國都有規範，美國更於2018年全面禁止使用。但是這種油是將炸雞炸得酥脆的必需品，日本目前仍未禁用。

牛丼（中碗）（吉野家）

脂肪量
23.4g
（來自牛肉）

脂肪量為
總重量
17%

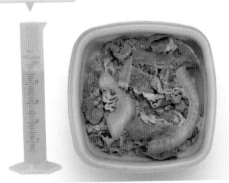

牛丼出餐快速又便宜，銷量佳，其中牛肉與洋蔥的烹調方式都是用水煮，沒有使用植物油。牛肉含有大量飽和脂肪酸與不飽和脂肪酸的油酸（詳細說明請參考本書）。就使用的植物油而言，這是比豬排蓋飯更令人安心的食品。

「隠れ油」という大問題 病気になる油、治す油

吃對油，不過敏

異位性皮膚炎是因為吃錯了油！

日本研究食用油醫師
林 裕之 著
黃品玟 譯

目錄

「隱藏在食物中的油」圖鑑

前言……13

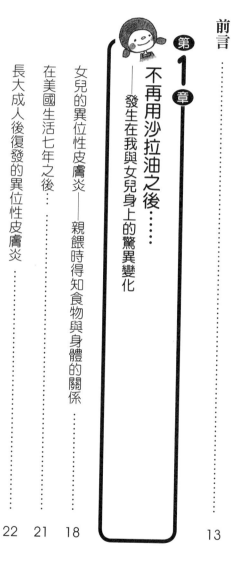

第1章 不再用沙拉油之後……
——發生在我與女兒身上的驚異變化

女兒的異位性皮膚炎——親餵時得知食物與身體的關係……18

在美國生活七年之後……21

長大成人後復發的異位性皮膚炎……22

一位堅毅父親的部落格……25
或許能治療女兒復發的異位性皮膚炎！……27
開始不碰油的飲食療法……28
「隱藏油」是斷油生活的天敵……31
外食充滿了油……34
女兒的異位性皮膚炎很快得到改善……36
繼續斷油很危險……38
改用「亞麻籽油」及「紫蘇油」……39
預料之外的「副作用」……41
為什麼斷油能減肥？……43
治好花粉症——發生在我身上的變化……45
浮上心頭的疑問……47

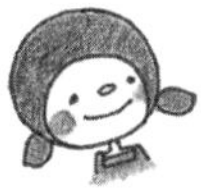

第2章 為什麼牙技師會成為植物油研究家？

——不知者有罪？

身為醫療相關人員……52
世界上有許多我們不知道的事……54
「黑箱」油害……56
關鍵字是「異位性皮膚炎」……58
朋友兒子之死——另一個動機……60
植物油是萬病之源嗎？……64
無可忽視的油類基礎知識……65
ω-3脂肪酸與ω-6脂肪酸左右我們的健康……69
油脂攝取失衡與疾病……71

從疑問到憤怒——沒有成為話題的油害 …… 73
NHK不願報導「壞油」 …… 77

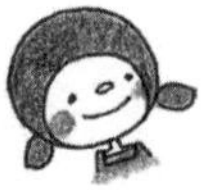

第3章 現代人的油原病
——大腦受到油脂支配的原因

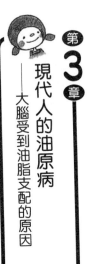

「戒不了、停不下」洋芋片成癮 …… 82
油脂是合法的毒品 …… 85
深藏於DNA中的「腦與脂肪」關係 …… 88
利用人體生存本能的食品製造商 …… 91
「植物油比動物油更健康」這點大錯特錯 …… 95
「亞麻油酸沙拉油」日本消失的廣告 …… 96
亞麻油酸悖論 …… 98

亞麻油酸過多所導致的「油原病」……101
你最近何時吃魚類料理？……103
不吃魚會發生什麼事？……105
兒童討厭魚類料理……107
偏食肉類會過度攝取亞麻油酸……109
植物油會侵蝕兒童的身心！……111

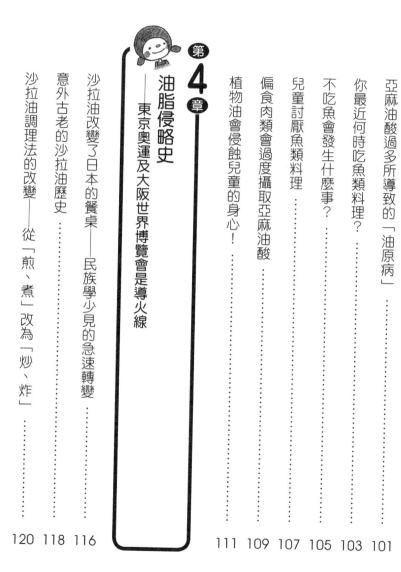

第4章 油脂侵略史——東京奧運及大阪世界博覽會是導火線

沙拉油改變了日本的餐桌——民族學少見的急速轉變……116
意外古老的沙拉油歷史……118
沙拉油調理法的改變——從「煎、煮」改為「炒、炸」……120

美乃滋帶來的餐桌革命 …… 123
東京奧運是油脂入侵的第一年！ …… 125
飲食西化——餐車與平底鍋運動 …… 127
大阪世界博覽會催生了家庭餐廳與速食 …… 133
油脂混合飲食時代的開幕——家庭餐廳與麥當勞 …… 135
占據廚房的垃圾油 …… 137

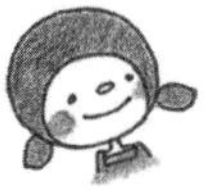

第5章 油脂過量導致的三大悲劇——少子化、壽命減少、失智症與危險的油

日本現在進行式的三大悲劇 …… 142
少子高齡化的原因之一就是吃太多植物油 …… 143
少子化與精子減少——油脂世代的誕生 …… 144

日本男性的精子數全球最低……146
精子減少的原因是什麼？……149
油脂世代的跨性別現象——性別認同障礙與植物油……153
沖繩的壽命減少現象延燒……156
飲食變化與壽命減少……160
亡國的「失智症」肇因於沙拉油……162
植物油的累積性危害……166

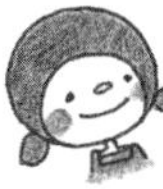

第6章 吃好油，不吃壞油——教你怎樣選對油

分辨壞油與好油……170
日本人每年吃下四公斤的棕櫚油……175

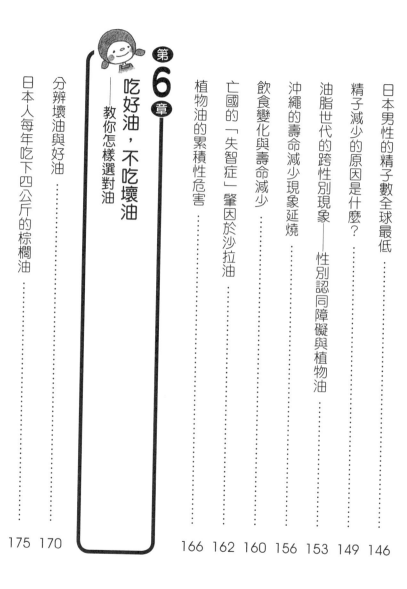

我們應該食用何種油？ 178
「橄欖油對身體很好」對嗎？ 180
冷壓初榨橄欖油的真面目 183
不吃魚會導致腦活動量降低與生活習慣病 186
藥品含有的ω-3脂肪酸有消炎作用 189
必需脂肪酸的正確比例為？ 191
需要攝取多少才足夠？ 194
一流運動員的飲食常識——吃魚與富含ω-3的油類 197
一流運動員的魚料理，對兒童也有益 201

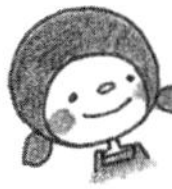

第7章 享受少油生活的訣竅——身體力行，親身感受體質的改變

度過十年少油生活的成果 …… 204
少油生活的重點——家庭篇 …… 205
給「還是想吃油炸食品和美乃滋」的人 …… 209
少油生活的重點——外帶&外食篇 …… 212
有助持續少油生活的便利工具 …… 216
我的檢查結果 …… 222
總結 …… 224
日文參考文獻 …… 229

前言

植物油是一種很神奇的食物。

這種油沒有味道、香氣，直接食用也不覺得難吃。日本每人每年平均吃進的量為一三・三公斤，每人每天平均吃下三大湯匙（三六・六公克）的油，一年三百六十五天不間斷。

為什麼會吃入如此大量的植物油呢？

因為植物油可用於炸豬排、炸雞塊、炒蔬菜，也是美乃滋、沙拉醬、辣油等調味料，或泡麵、洋芋片點心、速食等加工食品的原料，亦為鮪魚罐頭等保鮮劑，是很方便的食材。正如各位在本書開頭「『隱藏在食物中的油』圖鑑」所見，植物油在我們日常生活中隨處可見，一般人常吃的人氣商品都含有大量的植物油。

我們每一口所吃下的植物油，其實種類相當多樣，依消費量的多寡依序為：①菜籽油（芥花籽油）四四%，②棕櫚油（包括棕櫚仁）二八%，③大豆油（沙拉油的原料）一七%……。根據日本植物油協會資料顯示，這三種油占整體植物油的九成（八九%）。

其實這些「不可或缺的便利食品」還扮演著另一種角色。

菜籽油（芥花籽油）是油菜籽經品種改良後製成，這種植物會引起甲狀腺肥大及心臟疾病，其實並不適合食用，許多研究人員都警告其安全性並不透明，「不適合食用」。

另有報告指出，食用棕櫚油有罹患大腸癌及糖尿病的風險，在安全上有疑慮。而大豆油在加工過程的高溫中會產生神經毒「4-羥基壬烯醛」，這是引發失智症的危險因子。

植物油還藏有其他危險因子，這些都會在本書中詳細說明。也就是說，我們日常生活中所吃的植物油，許多都是不可食用的危險油類。

雖然這麼說，但十幾年前，我們家沒人知道植物油的害處，也曾開心攝取危險植物油，家裡餐桌上時常出現油炸食品、美乃滋等。

因為某個契機，我換油飲食生活已超過十年。我親身經驗到，只要改變食用油，身心都會發生巨大的變化。

「你就是你所吃的食物」——這是西方諺語「You are what you ate」的直譯。也就是說，昨天吃下的食物會造就今天的自己。

植物油麻煩的地方，就是沒有急性症狀。今天早上吃的食物「不會立即影響身體」。況且，現代人打從出生開始就很習慣接觸植物油，理所當然吃著用植物油做的食物，卻從不打算了解植物油會對身心帶來什麼樣的負面影響。

不過，愈來愈多科學證明顯示，每日食用的植物油長久累積在體內，身體會出現某些症狀，這點已愈來愈廣為人知，其中包含嚴重至死的重大疾病。醫學及科學的研究已經證明植物油的危險，全球也發表有大量相關文章。

過去天天吃進體內的植物油，或許就是引起你身體現有症狀或不適的原因。況且就算現在身體健康，也不能保證將來是否會出問題。

首先，請各位讀者先了解媒體鮮少報導的植物油的真相。知道現實，是改變生活的第一步。

理解本書的內容之後，再進入下一步。請各位務必實際嘗試改變食用的油類。與營養均衡的飲食生活一樣，食用優質油類也會影響老化及健康。我在改變用油後，短期內身體就發生變化，所以可以很自信地推薦各位這麼做。

昨日食用的油，會造就今日的你。今日食用的油，會塑造明日的你。

本書重新研究我們生活中常見的植物油，希望各位讀者閱讀過後，能成為改善飲食生活的契機。

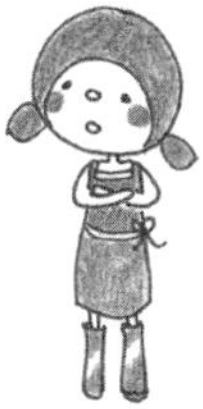

第1章

不再用沙拉油之後……

——發生在我與女兒身上的驚異變化

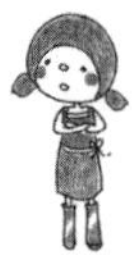

女兒的異位性皮膚炎

——親餵時得知食物與身體的關係

一九八三年冬天，一個滿月的夜晚，我殷切期盼的第一個孩子誕生了，是位女孩。我們希望能夠自然分娩，於是找上熟悉拉梅茲呼吸法、經驗老道的助產士，和我陪著妻子一起生產，這在當時可說十分稀奇。

剛出生的小嬰兒鼻子周遭有些許皮膚疹，雙頰泛紅，是個健康的女嬰。

不過助產士看到女兒的模樣後表示，「小孩或許有過敏體質，應該是異位性皮膚炎」，她認為親餵很重要，因此介紹母乳育兒專家給我們。

經由對方介紹，我們立即前去以親餵育兒指導受到好評的「自然育兒教室」，在那裡學到母乳的重要性，以及母親所吃的食物會決定母乳的品質。

當時妻子分泌的母乳狀態其實不太好。妻子在懷孕時並不特別忌口，只要喜歡的食物都吃。當時的潮流是「母親為了肚子裡的孩子，要攝取兩人分的營養」，食量自然會增加。所謂懷孕中攝取兩人分營養的風潮，是日本還很貧窮時留下來的習慣，當時大人都吃不飽，家人會減少自己的食物給孕婦與即將誕生的孩子吃。這並非指為了肚子裡的孩子吃兩人分，而是為了補足大人單人份都還不夠的部分，才吃兩人分。

我們不知道這些，以為大吃大喝也沒關係，因此妻子生產時，母乳過度分泌，分泌量多於所需的量，可是品質並不好，妻子差一點就罹患乳腺炎。

在母乳育兒的指導下，妻子進行為期三天的短期斷食，中斷營養的補充，期間進行母乳按摩，將囤積的低品質母乳排出體外。飲食生活變簡單後，母乳的品質馬上獲得了改善。

不久之後，女兒泛紅的臉頰馬上變得漂亮起來，情緒也穩定下來，不會在晚上哭泣，健健康康地成長。不只是女兒，連妻子的身體狀況也跟著變好。

因為妻子的親餵，我第一次體認到食物對人體的影響竟然這麼大。仔細一想，我們的身體本來就是由吃下去的食物所構成，這也是理所當然的現象。但由於我親眼見證妻女的變化，終於曉得食物與身心之間的關係。

女兒出生之前，我完全不重視食物的品質，只吃自己喜歡的食物。因為有了這個經驗，我們夫妻開始注重飲食品質，也會閱讀書籍、收集各種資訊。除了避開會導致女兒過敏的食物，也會挑選化學調味料、添加物、農藥較少的調味料及食材。幸好妻子很喜歡下廚，我們全家因此過著安全、高品質又美味的飲食生活。

女兒的過敏原主要是牛肉、乳製品、雞蛋和魚卵，但就算避免食用這些食品，女兒的手腕及膝蓋後方偶爾仍會出現異位性皮膚炎，並感到搔癢，不過隨著她的成長，過敏反應逐漸變弱，到了十歲左右，她幾乎吃什麼都沒有問題了。

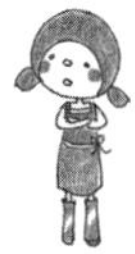

在美國生活七年之後

女兒到了唸小學高年級的年紀後，會引起她過敏的食品種類變得相當少，幾乎不再為皮膚炎所煩惱。女兒在成長過程中慢慢學習到食品的各種知識，逐漸能夠自行判斷哪種食物可不可以吃，也記住外食時該如何避開過敏原。上國中之後，就算不特別注意過敏原，她也能過著普通的生活。

女兒國中畢業後，遠赴美國的高中、大學就讀，在美國生活了七年。美國學校的暑假很長，她會利用這段期間回日本。女兒因美國高脂肪的食物而發胖，但她只要暑假回日本待三個月，天天吃妻子親手做的料理後體重就下降，然後到秋天才回美國。她持續過了七年這種生活。

女兒在美國留學時，異位性皮膚炎幾乎沒有發作。她如果吃太多垃圾食物，手指前端偶爾會變得粗糙、發癢，不過只要塗上校醫開立的處方類固醇軟膏，就能抑制症狀，不會繼續惡化。

「已經沒問題了吧」。

當我們放下心來，異位性皮膚炎卻再度突然出現在我們家族面前，那是女兒結束留學生涯，從美國回來一年後（二〇〇四年）所發生的事。

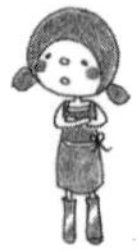

長大成人後復發的異位性皮膚炎

女兒回國後，開始在妻子經營的餐廳幫忙。二〇〇四年夏天，女兒身體出現異狀，她手指前端及手掌肌膚變得嚴重粗糙，異位性皮膚炎復發了。

我們都認為，她小時候已經克服異位性皮膚炎，飲食生活也以妻子做的料理為主，這些料理都會避開過敏原，因此我們很驚訝會復發。

「這種事偶爾也會發生。只要飲食正常就會改善了。」當時全家人都這麼想，然而經過三個月，症狀卻完全沒有改善。

女兒指尖因皮膚炎而疼痛，甚至惡化到無法洗頭，皮膚炎發作的部位還擴大到左右手內側、膝蓋後方、腋下等範圍，病情逐漸惡化。雖然我們有到皮膚科求診，醫師都只會開類固醇，找不到發病原因。

異位性皮膚炎最大的特徵就是嚴重發癢。病患明明知道不可以抓，卻仍會因受不了而搔抓患部。

抓癢時雖然感到很舒服，在那之後，卻會後悔莫及，陷入自我嫌惡的情緒中，而患部的皮膚炎也會更加惡化。

當時女兒二十二歲，正值青春年華，出現於肌膚的皮膚炎對她精神打擊相當大，而且就算注意飲食，症狀也都沒有改善，因此情緒很低落。她漸漸變得憂鬱、沒有精神，皮膚的狀態愈來愈惡化，外觀變得像個病人。

「與兒童的異位性皮膚炎相比，成人的異位性皮膚炎更容易惡化」。

這句話讓人覺得沉重，而且女兒哭泣的模樣，也重重壓在我胸口上。只要聽到能夠改善症狀的消息，就算和飲食無關，我也會好好研究那個資訊，進行嘗試。

發現自來水中的氯對人體不好，我就在水中加入維生素C（抗壞血酸鈉）粉末，中和水質，或在患部塗抹中藥，最後甚至去找推薦波動水的醫師，不過每種方法都沒有收到預期的效果，女兒每天都為嚴重的症狀所苦。

身為一個父親，我希望為女兒做些什麼，卻無能為力，一直無法找到具體的改善方法，這讓我無地自容。而當時我所想到的，就是異位性皮膚炎最新觀點的演變。

女兒因飲食療法克服異位性皮膚炎已經二十多年。當時正是異位性皮膚炎病患人數大量增加的時期，為了找出原因，醫學上有許多檢驗研究，也有大量報告出爐，卻遲遲找不到最關鍵的病因。不了解病因，就無法有確切的治療法，因此愈來愈多醫師就先開能抑制皮膚炎的類固醇軟膏當作處方。由於有許多兒童就算食物過敏也不會出現異位性皮膚炎，所以一般認為病因與體質有關，當時社會上的一般想法就是這樣模糊不清。

雖然如此，但女兒在兒童時期就因飲食療法改善症狀，在那之後，我對異位性皮膚炎的關心變淡，也不再積極接觸相關資訊。

現代醫學發展日新月異，經過二十年，我心想或許已經找到異位性皮膚炎的原因，出現劃時代的療法，因此開始著手認真調查。

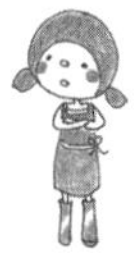

一位堅毅父親的部落格

在那之後，我每天結束工作回到家就會坐在電腦前，持續在網路上搜尋異位性皮膚炎的相關訊息直到深夜。病患的經驗談、醫師的解說、藥廠的分析等，網路上充斥各種異位性皮膚炎的訊息，還有許多民俗療法。

即使如此，我當時卻覺得，異位性皮膚炎的狀況與二十年前幾乎毫無改變，甚至可說比以前更加混亂了。

網路上，有位女性刊登出自己全身紅腫的照片，看到之後，我對經過二十年卻毫無對策的現代醫學的不信任感逐漸攀升。

我繼續搜尋網路後，看見了某個詳細敘述的資訊。某天晚上，我像往常一樣，敲打鍵盤變更搜尋關鍵字時，看到某個部落格上，刊登某位女孩治療異位性皮膚炎前後的比對照片。有位父親的女兒就讀小學，她深受異位性皮膚炎所苦，為了女兒，他分析原因，找到因應方法，包括實踐過程在內，所有解說都附上照片。

對方深愛女兒的心情、症狀確實改善的照片，以及冷靜分析這些變化的說明，都讓人深感有說服力。那位父親為了女兒而探究異位性皮膚炎的堅毅，讓人深受感動，到現在我仍歷歷在目。於是，我也打算嘗試這種方法。

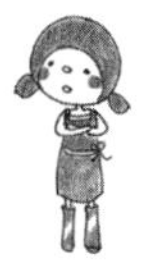

或許能治療女兒復發的異位性皮膚炎！

我重複閱讀那個部落格，了解病因的最新資訊，發現我們生活中時常接觸的沙拉油等植物油，就是造成異位性皮膚炎的原因。

部落格中，那位父親推薦了一本書。書名是《只要戒油，就能大為改善異位性皮膚炎》（油を断てばアトピーはここまで治る），內容相當犀利，作者是山口縣下關市立市民醫院小兒科——永田良隆醫師。這本書剛好在當年（二〇〇六年）一月上市，因此我認為這並非單純的偶然。

書寫那位部落格的父親很早就讀了這本書，實踐書中提到的方法，結果相當有效。

「有嘗試的價值！」

我直覺這樣想，馬上去購買那本書，開始閱讀。

永田醫師在書中，以嬰兒期至成人的一萬名以上病患的臨床症狀為基礎，淺顯易懂地解說發現到的異位性皮膚炎病因，以及處理方法。

永田醫師認為，至今異位性皮膚炎之所以無法醫治，原因在於「吃入過多的植物油」，只要在飲食及日常生活多下點功夫，無論多麼嚴重的症狀，無須看醫師也能簡單治好。書中還列舉了幾個具體的方法。

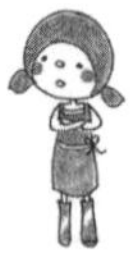

開始不碰油的飲食療法

永田醫師有二十年以上治療異位性皮膚炎的經驗，病患人數超過一萬人，對象包含嬰兒至成人。在這期間，他持續研究為什麼會出現異位性皮膚炎、以及病因到底是什麼，最後得到的結論是「異位性皮膚炎是沒有消化完畢的食物，經由皮脂腺產生在皮膚上的囊腫。只要用藥物抑制出現在皮膚上的症狀，同時改變飲食、阻斷根源，就能根治」。

也就是說，皮膚上的強烈癢感及同時出現的炎症，就像文字所述，皮膚狀態宛如火燒，如果只在這些火焰撒上滅火劑（類固醇），就算能暫時抑制炎症，若沒有去除體內的火源，是無法根治的。

而「植物油」就是根源。如果此話為真，就好像把油往火裡倒一樣。

永田醫師實際上證明，用藥物抑制皮膚炎的同時，進行戒除植物油的飲食療法阻斷火源，就能治療大多病患的異位性皮膚炎。

「植物油或許就是病因！」

因為以往飲食都只避開過敏源，卻依舊無法改善症狀，所以當時我覺得自己找到原因了。

我覺得這本書很有道理，便讓女兒與妻子閱讀，而兩人也都贊成此書的說法，特別是女兒，她似乎從書中找到希望，態度相當積極。

我們全家很快就開始挑戰改變飲食的生活。

具體的兩大基本是：

①不碰植物油。

②同時戒除動物性蛋白質。

動物性蛋白質的分子量大，會直接從腸道進入體內，也會因此成為過敏源，導致過敏症狀出現，因此同時戒除植物油與動物性蛋白質可以提升效果。

不過，開始實踐時，我內心某個角落還半信半疑。我早就知道動物性蛋白質如肉類、牛奶，及雞蛋是過敏源，能夠客觀經由血液檢查確認過敏原。但沒有檢查方法能夠得知，沙拉油等植物油就是造成異位性皮膚炎的原因，沒有具體的確認方法，就無法客觀判斷。

即使如此，我完全找不出其他值得信賴的有效方法，一心只想著改善女兒皮膚炎的慘況，因此開始了不吃植物油的「斷油生活」。

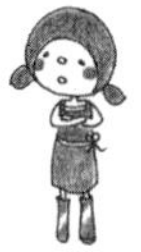

「隱藏油」是斷油生活的天敵

避開動物性蛋白質其實相當簡單。我們沿用女兒小時候避開過敏源的飲食方法，原本的飲食就已經以蔬菜為中心，只要再更加留意即可。

問題是「植物油」。我全數丟棄廚房中常用的沙拉油、炸天婦羅的油、麻油，加上冰箱內的奶油及乳瑪琳，只要清理得一乾二淨就能夠斷油。

但是，我們還必須斷絕所有植物油的來源，特別需避開含有亞麻油酸的食物，這點其實相當麻煩。

我重新留意起植物油時，發現除了料理用油，植物油還是許多食品的原料。以往我也盡量選購安全的食品，會確認食品包裝上記載的「成分」，不過我只會注意合成保鮮劑、色素、人工甜味劑、化學調味料等食品添加物，不會留意植物油。說起來，我根本沒思考過植物油是否會對身體產生壞處。

植物油含有的「亞麻油酸」能降低膽固醇，廠商總大力標榜植物油對身體有益。而我對植物油或沙拉油等也都持正面印象，認為對身體還不錯。

然而，就如各位在本書開頭照片所見，各種食品都含有「隱藏油」，而且隱藏量還不少。

各位曉得，我們每年都會吃進多少植物油嗎？

根據民間組織日本植物油協會在二〇一四年的「食用油的利用與消費」調查，每位日本人每年會吃進一三・三公斤的油。不包含肉類、魚類、乳製品等食品成分中的油脂，光是沙拉油及棕櫚油等植物油，就會吃下這麼多的量。

我自從開始斷油生活後，就會避免食用成分表中標示「植物油」或「植物油脂」的商品。同時，由於不曉得標示「油脂」的商品含有哪種油，也會避免選購。

例如，美乃茲就是含有隱藏油的代表食品。就像開頭圖鑑提到的，美乃滋有七〇％都是植物油。原本我以為雞蛋是美乃滋的主要成分，但成分中占大多數的竟然是植物油。

從前家裡購買的美乃滋，原料都是放養雞、安全飼育法所產下的有機雞蛋，相當注重食安。但是，我卻完全沒注意原料的七〇％都是油類。

現在愈來愈多人注意合成保鮮劑、人工甜味劑等食品添加物，以及原料產地等相關訊息。不過，或許沒有人會去注意油脂。

而如果大多數人不知道食用的油與食品添加物一樣危險，危害程度甚至更加嚴重的話⋯⋯。我將在每一章逐一介紹，盡可能簡潔明瞭地為各位說明這些油的危險性。

也就是說，我家購買的美乃滋即使用優良的雞蛋製作，主成分依舊是危險的油，所以是不可以食用的「油製品」。

我是大家公認的美乃滋愛好者，當初一度認為很難戒除，但出乎意料地，短時間內就習慣沒有美乃滋的生活了。

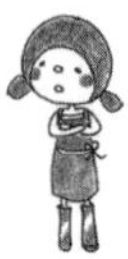

外食充滿了油

我開始斷油生活後，特別感受到外食的不便。

要找到無油餐點的外食，實在困難至極。從炸雞塊到炸豬排、可樂餅、炸肉排、炸薯條、天婦羅等油炸食品，麥當勞、肯德基、甜甜圈、披薩、牛丼、章魚燒等連鎖店全都NG。家庭餐廳的菜單幾乎都用到油，中式料理也都必須用到油。

我因此切身了解，外食產業可謂是油的產業。

外食要避開油，可以點蕎麥麵或烏龍麵，只要避開天婦羅、炸麵糊、油炸食品等配菜，單點海藻麵或山菜烏龍麵即可。日式料理的定食連鎖餐廳也有不用油的餐點。烤魚定食或生魚片定食也行，如果不考慮價錢，則可以選擇壽司或鰻魚。不過我聽說迴轉壽司會使用「炊飯油」*，蔥鮪魚會混有沙拉油，因此會避免食用。

百貨公司地下街美食廣場所販賣的美味油炸食品或小菜都有用油，便利商店裡各種炸雞塊、香腸，以及便當、三明治的成分標示上當然都有植物油。飯糰也是用植物油製作的，所以要特別小心。

*註：炊飯油，煮飯時少量添加這種特製油，就能讓白米粒粒分明，避免沾鍋。

從有無用油的角度觀看鬧區鱗次櫛比的餐廳，會發現大街上充滿了油。當時我第一次注意到，如果不特別留意這點，無人能逃離油類的魔爪。

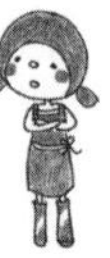

女兒的異位性皮膚炎很快得到改善

為治好異位性皮膚炎，女兒比任何人都認真執行斷油生活。她為了不讓內臟承受額外的負擔，除了戒除喜歡的酒，也盡可能不外食，家中的飲食則以蔬菜為主，一滴油都不碰，持續過著澈底的斷油生活。

過了三個星期，她的身體開始出現變化。

原本相當嚴重的皮膚炎開始復原。進展雖然緩慢，但患部的確愈來愈小，身上不再發癢。

如此一來，原本覺得索然無味的斷油飲食，也開始感到美味。

實際上斷油後，對於食材本身的天然甜味與鮮味會變得敏感，這是以往感受不到的，也能感受到調整昆布或柴魚高湯時那些鮮味變化的樂趣。

其後，女兒的症狀每週都更形好轉。經過一個月後，原本粗糙的皮膚幾乎復原，變得不再明顯，身體不會癢，夜晚也能熟睡，免疫力因此上升，恢復的速度當然更加提升，整個人進入了良好的循環中。

雖然不能說完全治好，但女兒已擺脫了異位性皮膚炎所帶來的壓力。

我對如此的變化感到吃驚。雖然我在一旁見證女兒嚴以律己的努力，但並沒有預料到短期內就可以有如此改善。之前我認為需要一點時間，但女兒的變化可說是「巨變」，是令人開心的「失算」。

女兒症狀改善後，表情也變得開朗。某段時期常哭泣、憂鬱的她，又回復了開朗。身為人父，這層變化令我感到喜悅。

沉且，最重要的是學會處理方法。雖然斷油生活很辛苦，但只要記住家常菜的料理法，以及外食的祕訣，就不用太過擔心將來有可能復發。

我並不清楚女兒的異位性皮膚炎體質是否已根治，但至少知道控制異位性皮膚炎反應的方法，這是最重要的成果。

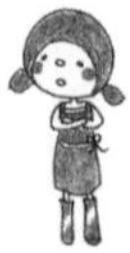

繼續斷油很危險

我們雖然暫時過著不碰油的飲食生活，但想要一輩子持續遠離油脂類的斷油生活，未免太過辛苦。在之後的章節中，我將說明，脂肪酸也是重要的營養素，所以難免讓人擔心會營養不均衡。如果治好異位性皮膚炎卻罹患其他疾病，那就得不償失了。

前面提到，永田醫師說過，藉由斷油生活治好症狀後，就可以使用可食用的油，開始吃各種食物。

我會在第２章提到油的種類與功效。具體而言，我開始把亞麻籽油及紫蘇油加到飲食生活中。最近有許多電視節目及雜誌報導亞麻籽油及紫蘇油是健康的油，知名度水漲船高，但當時這兩種油並不為人所熟知，我也是第一次接觸。

「造成異位性皮膚炎的原因之一就是使用含有ω-6脂肪酸（亞麻油酸）的油，不過ω-3脂肪酸（DHA（二十二碳六烯酸）、EPA（二十碳五烯酸）、α-次亞麻油酸都能抑制異位性皮膚炎，因此可積極使用主成分為ω-3脂肪酸的亞麻籽油及紫蘇油。」這是永田醫師的論述，也是植物油正確的食用法。

如果持續斷油生活，不接觸必要的脂肪酸，反而更加危險。

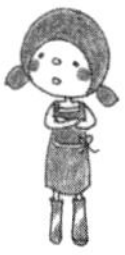

改用「亞麻籽油」及「紫蘇油」

在斷油生活後，我們家的飲食生活改以蔬菜和魚類為主，偶爾吃肉。而常用的植物油，則從沙拉油改成亞麻籽油及紫蘇油。

我們開始少量接觸含有 ω-3 脂肪酸的亞麻籽油及紫蘇油，同時逐漸食用斷食一陣子的肉類及蛋類等動物性蛋白質。

我們一邊注意女兒皮膚炎的狀況，同時增加食物的種類及分量，不過我們並沒有走回頭路，終於從一時過得悲壯刻苦、盡可能避免接觸危險油類的飲食生活中解脫，回到開心的飲食生活。

亞麻籽油及紫蘇油含有人體必須攝取的兩種必需脂肪酸。其中五〇%至六〇%為 ω-3 脂肪酸（α-次亞麻油酸），五%到二〇%為 ω-6 脂肪酸（亞麻油酸）。與其他油類相比，含有相當多人體容易缺乏的 ω-3 脂肪酸，而容易過量攝取的 ω-6 脂肪酸含量偏低，是理想的植物油。

接著，我們戒除一直以為對身體很好的沙拉油，少量攝取具有 ω-3 脂肪酸的亞麻籽油及紫蘇油，開始實踐「少油生活」的飲食模式。

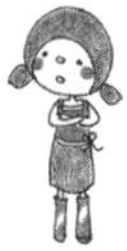

預料之外的「副作用」

斷油生活與接下來的少油生活，並不只是治好異位性皮膚炎而已。女兒身上還出現了下列驚人的變化。

▼逐漸變得不再疲倦，身體變輕盈。由於感覺身體變輕，大多時候一整天的狀態都很不錯，重新找回遺忘已久的感覺（開始斷油生活不久後就有感覺）。

▼大多能夠熟睡。以往都睡不好，早上也很難起床，不過之後已經變得能夠馬上起床。

▼改善便祕。她從小就常常便祕，現在已經能夠每天正常排便。

▼治好慢性鼻炎。她原本時常鼻塞，特別是一大早面紙就不離身，一直用來擤

鼻涕，不過這類症狀幾乎消失了。

▼改善虛寒體質。她原本體質偏寒，不只是冬天，在每年五月的黃金周連假結束，進入初夏的溫暖季節前，都必須在鞋內放入暖暖包。夏天只要待在稍涼的房間內，身體就會變冷，所以盛夏時出門都必須攜帶保暖衣物。不過，她現在已經變得不怕冷，冬天時能在房間裡打赤腳，而且以往夏天都不會流汗，現在會流汗了。

▼體重減輕。對青春年華的女兒而言，最重要的「副作用」就是體重下降。以前她嘗試過好幾次減肥，都以失敗收場，這次沒有特別在意就達成了。而且，由於是健康地瘦下來，讓人特別高興。

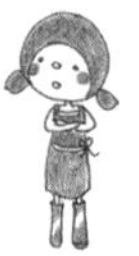

為什麼斷油能減肥？

我想稍微深入談一下斷油生活的副作用之一——減肥。

斷油生活開始一個半月後（約六週），女兒體重減少約五公斤。不只是女兒，連原本有些過重的我，體重也開始下降。一個月後，我親身經歷到驚人的現象，那就是每過一個月，皮帶孔就縮一格。之後，我持續少油生活，最後在一年內掉了八公斤，光是調整皮帶孔洞已經跟不上體型的變化，必須得購買新的皮帶與褲子。

我與女兒並沒有為了瘦身而做任何努力，只有斷油而已。

或許各位會覺得很不可思議，不過斷油與減肥息息相關可是理所當然的。

其實油類是典型的高卡路里食品。任何一種油，每一公克含有九大卡的卡路里，與每公斤四大卡的糖類相比多了一倍。斷油即代表減少攝取的卡路里（我會在第3章詳細解說）。

而且，將油改成亞麻籽油或紫蘇油，血液循環及代謝都變好了，我認為這與體重降低也有所關連。

無論如何，我就算只在一旁看著，也能感受到女兒明顯的變化。以前，女兒早上一起床，就會邊抓癢邊走到客廳，抱著面紙擤鼻涕，接著暫時發呆一陣子，必須過一段時間才會有精神。這種長年間司空見慣的畫面也消失無蹤了。

讓我特別吃驚的是，她改善了虛寒體質。以前冬天就算室內開著暖氣，她也全身包得緊緊，但看起來還是很冷，現在則能夠不穿襪子在室內走動，實在讓人無法置信。

原本只是想治好異位性皮膚炎，沒想到會出現這麼多與皮膚炎無關的變化，著實讓人大吃一驚。看著女兒每天充滿活力，我打從心底感到慶幸。

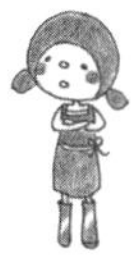

治好花粉症——發生在我身上的變化

我和女兒一起改變飲食生活後，除了瘦下來，還有另一個重大的變化。我從十幾歲開始花粉症發作，煩惱了將近四十年，斷油後，症狀竟然消失無蹤。

每年一到春天，杉樹的花粉就會飄散在空氣中，到黃金週的這段期間，就是讓我憂鬱的時節。我止不住噴嚏和鼻水，眼睛發癢，腦袋昏沉沉，無法集中注意力。

症狀嚴重時，就算吃藥也沒有用，一整天都無法工作。現在有許多人罹患花粉症，人人都知道這種疾病，但四十幾年前還相當稀奇，當時很少人能夠理解，為此我曾經很痛苦。

這種讓人煩悶的症狀，在斷油後也一併消失無蹤了。正確來講，我在花粉症的悠長季節中，會吃一、兩次鼻炎藥，這也只是為了預防而吃的（我在漫長的花粉症病史中，對於經常發作一事感到無比恐懼，因此花粉季節都會隨身攜帶鼻炎藥，以防萬一）。

自症狀消失後已經過了十年，我現在完全不在意杉樹花粉季節的到來，當然也不會感到有任何壓力。

除了杉樹花粉以外，假絲酵母（黴菌）與家中灰塵（蟎）都是過敏源，我清掃發霉或充滿灰塵的地方時，就會像花粉症一樣打噴嚏、流鼻水不止，不過現在，這種情況也不再出現。

我也親身體驗到，因「少油生活」而改善了體質。

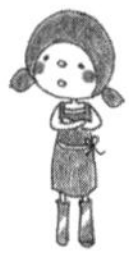

浮上心頭的疑問

我繼續過著少油生活，而一種與喜悅截然不同的情感浮上心頭。

我們改變的，只有「用油」一項，並沒有做其他特別的事，但是不僅異位性皮膚炎，連花粉症、虛寒體質、便祕、鼻炎、慢性倦怠等症狀都一口氣改善了。

與喜悅同時湧入腦中的想法是，「這樣也太奇怪了，好像哪裡不對勁」。

「油竟然對身體有那麼多不好的影響嗎？」

我們因為實踐了從斷油到少油的生活，才切身體會到這件事。

異位性皮膚炎、花粉症、虛寒、便祕、鼻炎等都是我們週遭常見的症狀。

我們能夠輕易想像，放眼望去，全日本有許多人正為相同的症狀煩惱。

我們有幸與永田醫師的書相遇，知曉植物油的恐怖，走上少油生活之路，最後變得健康。

只要改善異位性皮膚炎的發癢，就能夠睡得好，也能集中精神念書、工作。治好皮膚炎，就不會感到自卑、壓力，心情上能變得平穩。如此一來，自然能更為圓滑地與家人及朋友交流。我長年飽受花粉症所苦，以前春天總讓人感到憂鬱，現在我也能在這季節中，感受原本涼爽的氣候，過著舒適的好日子。光是解決虛寒體質及便祕，就能夠改變每一天。

不過，現在全日本還有許多人為相同症狀而苦。為什麼無法改善這種狀況呢？這實在太不可思議了。植物油其實有很多害處，如果有更多人知道就好了……這是我單純的想法。

當然，我們用的方法，不一定對所有具相同症狀的人都有效。不過，也不代表對所有人都無效。畢竟，我們全家都親身經歷替換用油所帶來的改變，我認為應該要把這個過程公諸天下。

減油或換油並不困難。為了取回身體原本的健康，我認為有嘗試少油生活的價值。

即使如此，為什麼幾乎沒有人知道如此重要的資訊呢？這也是我執筆本書的動機。

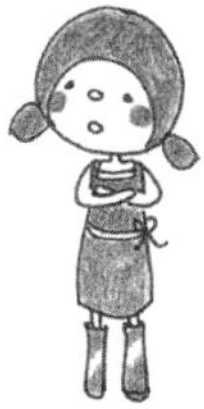

第2章

為什麼牙技師會成為植物油研究家？

——不知者有罪？

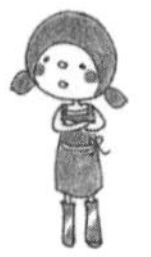

身為醫療相關人員

很抱歉這麼晚才自我介紹，我的本業是牙技師。

我與身為牙醫的弟弟以「咬合與全身的連動」為主旨，進行牙齒治療。

牙齒咬合不佳不但會導致蛀牙、牙周病、顳顎關節症等口腔疾病，還會造成頭痛、肩膀痠痛等全身症狀，現在已廣為人知，不過在三十年前我們開始學習這些知識的時候，幾乎沒什麼人曉得。不僅如此，連牙醫、牙技師等口腔醫學業界，也不相信「牙齒咬合會與全身連動」。

我在同業朋友的強力勸說下，抱著半信半疑的心態，開始接受某位老師的指導，學習「牙齒咬合與全身的連動」。

我在牙技師的學校，學過牙齒的相關知識，以牙技師的身份工作了十年，對牙齒的了解頗有心得，不過關於人體則幾乎是個外行人。

教導我牙齒咬合與全身知識的老師經常將「學習解剖學、生理學、生物人類學」這句話掛在嘴邊。因此，他身邊聚集了許多有志人士，聘請各界的權威學習牙齒咬合，同時召開研討會，我也在那裡學習各種學問。

我花費好幾年的時間學習解剖學（骨骼、肌肉、神經解剖學、內臟）、生理學、診斷全身基礎的內科診斷學，其他包括探索人類發展的生物人類學，探討人體各部位發展的系統發育學等。

每個領域的學問都與人體相關，再沒有比學習這些知識更能了解自己身體的了。

生物是如何演化成人類的？我們的祖先是從何誕生、從何處而來？身體的構造如何？要如何對疾病作基礎診斷……我在循序漸進的學習過程中，不斷感受到興奮與喜悅。

我學習到醫療人員最基礎的知識時感到奇怪，為什麼生物人類學或系統發育學不列入醫學教育的必修課程呢？不用去了解人類演化的過程，只要學習疾病的知識與治療技術就好嗎？我內心開始對這點產生疑問。

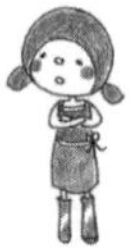

世界上有許多我們不知道的事

我在那幾年學習到新的知識，同時也了解一些原本不曉得的事。第一件事是，即便是醫師與學者，也有專業與非專業之分。

有人會致力提升自己的專業，也有人並非如此，我親身了解，培養區別這點的眼光相當重要。講明白些，從隨便的人身上，只能學到隨便的知識。

還有另一點，就是需要花費時間和金錢，才能學習到正確的知識。雖然現今網路已相當普及，搜尋引擎使用起來很方便，有時也能免費閱覽部分的醫學論文，不過若要獲得真正的知識及資訊，仍然必須支付相對應的代價。如果那些唾手可得的知識及資訊，就讓你覺得自己飽讀詩書，這種想法是很危險的。

另外還需要相對應的時間，才能將知識銘記於心。花費的時間與理解程度成正比，這點雖然無法一概而論，但我親身體會到，花時間重複學習能夠加深理解。

而我更了解到，不同領域專家共同的認知，就是「在這世上，我們有許多不知道的事」。身處某個領域追求、解析知識的人更是明白，未知的事物仍占了大部分，這是每位專家共通的想法。

同樣的，二〇一六年諾貝爾生醫獎得獎人，日本東京工業大學榮譽教授大隅良典博士曾提到，現在世上仍有許多未知的領域，因此真心致力於研究很重要。

「教科書是為了修改而存在的」——這是我學習牙齒咬合與全身知識的老

師的口頭禪。我們視為正確的教科書內容都會修正，像是昨天的常識其實並非常識，今天的非常識到了明天就成為常識，都是有可能發生的情況。

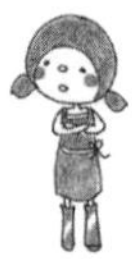

「黑箱」油害

將沙拉油替換成亞麻籽油與紫蘇油後，女兒的異位性皮膚炎狀況獲得改善，同時，慢性倦怠及嚴重的虛寒體質，甚至便祕、鼻炎也都改善了。讓我痛苦多年的花粉症，同樣也改善不少。

我們的身體在改變用油後，到底發生了什麼事？身為醫療現場從業人員，我很想解開這道謎。

我在永田良隆醫師的著作《只要戒油，就能大為改善異位性皮膚炎》中，初次得知植物油的害處，也身體力行書中所寫的油類飲食法，但我並非完全理解所有內容。我透過學習牙齒咬合與全身的知識學到基礎醫學，但無法全面理解營養學及化學方面的解說。不過，我判斷此書能夠信任，因此開始實踐。

「雖然我不曉得原理，不過可以信任」，每個人在日常的無意識中都有這種黑箱＊思考。

例如，將硬幣投入自動販賣機，壓下飲料按鈕後會掉出飲料。就算不曉得自動販賣機的構造，只要知道使用方法即可。況且我們都很信任這種機器，因此每個人都毫不懷疑地投入重要的金錢。其他像是汽車、電腦、手機等，就算我們不了解這些構造，也能開車、寄電子郵件或打電話，使用這些便利的機能。不只是機械，就算我們不曉得藥效的原理，頭痛時會服用止痛藥，發燒時也會服用退燒藥。

＊註：黑箱，Black box，即使不曉得物體或機械內部的原理，也能從外表了解其功能或用法，因此使用時就能得到充分的結果。

我們的日常生活中充滿著黑箱，我們不可能、也沒必要完全了解所有事物的構造或原理。

改變用油的少油生活正是一種黑箱，我一開始的想法是，「雖然不曉得植物油危害的原理，總之就信任永田醫師的著作，改變用油試試」。

我親身感受到成果時，興起念頭想了解自己體內到底發生了什麼變化。我開始想要窺探植物油的黑箱內部。

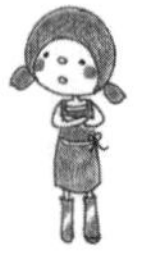

關鍵字是「異位性皮膚炎」

首先，我試著尋找是否有其他關於油類的一般書籍。

以關鍵字「異位性皮膚炎」找到永田醫師的著作，不過將關鍵字換成「油」搜尋，就能找到好幾本關於油類的書。現在市面上已經有許多油類相關書，但二〇〇六年時則為數不多，也沒有一本廣為人知的暢銷書，可以有名到讓對油毫不關心的人都曉得，因此我必須仔細尋找才能找到相關書籍。每一本油類書籍都被歸類在實用書，擺在書店中疾病、醫療類的架子上。除了病患或家人對疾病相關書籍感興趣，其他人大都不曉得，如果女兒的異位性皮膚炎沒有復發，我應該也不會購買這些油類書籍。我想知道油類與健康的關聯性，於是將「油」設為搜尋關鍵字，結果我找到了以下三本日文書。

（一）《美味又令人不安的油——崩毀的亞麻油酸神話　用油健康法》（油このおいしくて不安なもの——くずれたリノール酸神話　油とつきあう健康法。奧山治美著，農山漁村文化協會一九八九年出版）

（二）《危險的餐桌！你的「選油」大錯特錯！》（食卓が危ない!!あなたの「油選び」は間違っている！奧山治美著，Heart 出版社一九九三年出版）

（三）《醫師也不知道的亞麻仁油力量》（医者も知らない亜麻仁油パワー。Rudin, Donald O./ Felix, Clara 著，中央 Art 出版社二〇〇三年出版）

無論面對什麼事，只要有心，就算是外行人也能學到一定程度的知識，深入理解。接著，就能感受到未知的知識慢慢累積於體內的喜悅，這種感覺與快感相似。同時我也逐漸了解，我們視為理所當然的沙拉油及炸天婦羅的油，何以如此可怕，逐漸撥開發生在女兒和我身上事件的迷霧後，更加深了我的體認。

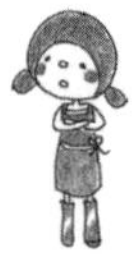

朋友兒子之死——另一個動機

還有另一個契機，讓我下定決心致力於研究非專業的油類。這要追溯到幾年前，我從幼稚園起就認識幾十年的兒時玩伴發生了一件事。

朋友的兒子罹患小兒白血病，必須與病魔奮鬥。對方在國中健康檢查時發現異狀，接受精密檢查後，得知罹患了小兒白血病，馬上住院治療，原本平靜的生活，立即轉變為需與病魔纏鬥的生活。不只是朋友的兒子本身，朋友夫妻一開始也相當混亂，但為了治好兒子的病，他們全家心連心奮鬥著。

我也想為他們出點力，不過我能做到的，也只有去探病，以及聽朋友說話而已。

某天，我讀了癌症的書，裡頭提到了小兒白血病。內容寫著，「小兒白血病與成人白血病不同，緩解率*很高，六〇％至七〇％的病患都能夠恢復」。

我認為高緩解率對朋友而言是件好消息，能夠安慰他，因此見面時馬上告訴他這件事。

*註：緩解率，指腫瘤完全消失的狀態。

「我當然知道這種事！我想知道的，是自己的兒子到底屬不屬於那六〇%至七〇%！」朋友語氣強烈地說。

仔細一想，他當然比我更了解自己兒子的病情。我對自己膚淺的思考感到相當羞愧。

之後，他平靜地告訴我小兒白血病是一種什麼樣的疾病。

在國中健康檢查而得知罹患此病時，朋友兒子並沒有自覺症狀，當時他是個活力十足的普通國中生。住院之後，發覺有不少和他罹患同樣疾病的孩子。他就算因為抗癌藥物的副作用嘔吐、毛髮脫落，也絕不示弱，亦相當愛護比自己年紀小的孩子。明明住院前都沒有這些症狀，就算是治療，副作用也太強烈了。讓孩子遇到比住院前更難受的遭遇，身為父母真是寢食難安……。

然後，朋友想要了解讓自己兒子遭受如此折磨的小兒白血病究竟是種什麼疾病，就利用工作之餘的閒暇時間，上圖書館徹底研究。結果，一點一滴累積起來的知識，讓他更加理解主治醫師的說明，有時還能和醫師爭論治療方法。

我能稍微理解兒子身染重病時父母的心情。另一點讓我印象深刻的，就是不懂得醫學知識的外行人，只要拚命念書，也能獲得不輸給專家的知識。他對我說的這些事，至今仍深深刻印在我腦海裡。

朋友的兒子在這之後持續接受治療，但很遺憾的，抗癌藥物沒有發揮效用，因此他們把最後的希望放在骨髓移植。他的兒子住在無菌室，等待合適的捐贈者出現。不過，自發病過了一年半，他的兒子終究沒有遇到合適的捐贈者，於是十五年的短暫生涯落幕。

當天，我接到朋友的緊急聯絡時，立刻飛奔至醫院，但是朋友兒子已經沒有呼吸，我只能陪著朋友度過這段沉默的時間。

我也清楚記得之後的葬禮。包含自己的父母在內，我歷經過好幾次葬禮，但是送走孩子的葬禮相當特別。現場大多是穿著學生服的中學生，憑弔的人排成長長一列，靈堂前面容憔悴卻故作堅強的朋友夫妻，讓我淚流不止。

女兒的異位性皮膚炎雖然並非致死的疾病，但讓我想了解孩子身上疾病的動機之一，就是如此悲傷的回憶。就算各位讀者不是專家，只要澈底念這本書，就能獲得與專家相當的知識。

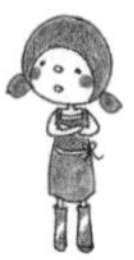

植物油是萬病之源嗎？

我手中三本油類的日文書，共通點就是提到植物油可能就是造成疾病或症狀的原因。下列就是共通的疾病及症狀。

癌症、心臟病、腦梗塞、糖尿病、高血壓、消化器官相關疾病、類風濕性關節炎及關節炎、骨質疏鬆症、偏頭痛、生理不適、過敏、氣喘、憂鬱症、思覺失調症、失智症、慢性疾病……。

我已經親身體驗異位性皮膚炎及花粉症的改善，因此能夠理解與過敏有關。同時，女兒所改善的疲倦、便祕、虛寒等症狀也都是慢性病。不過仍有其他許多疾病、症狀，不只是肉體症狀，甚至還有精神疾病，相當多樣。

如果這些病因真的是植物油，事態就很嚴重了。

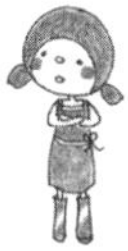

無可忽視的油類基礎知識

在探尋油類相關事項時，不可忽視的就是油類基礎知識。我自稱「植物油研究家」，說出口的許多名詞彷彿早已熟爛於心，但我一開始對這些不熟悉的名詞其實感到很困惑。

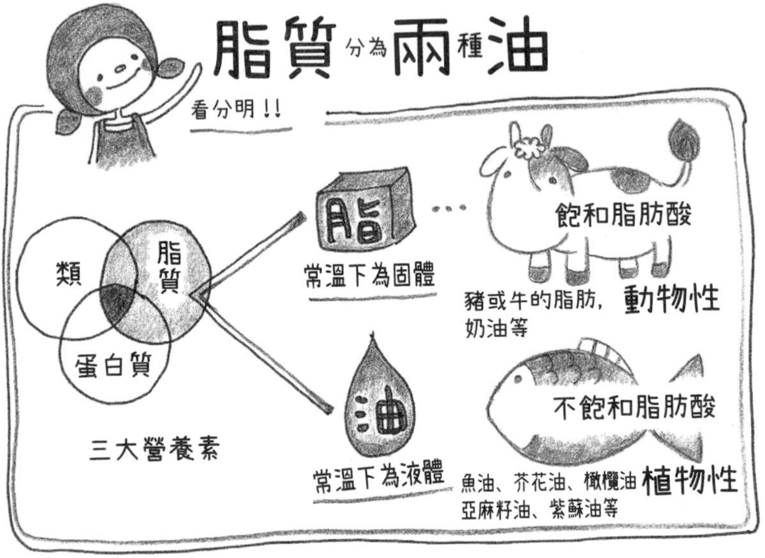

在此，我盡可能簡單地整合成一張圖。

「油」與「脂肪」（脂質）是基本中的基本。

經過驗證，其實動物性「脂肪」比植物性「油」更安全，是種容易了解的脂肪。植物性產品給人較為健康的刻版印象，但實際上並非如此。

為了能夠簡單理解，讓我們來用牛肉蓋飯（牛丼）與蔬菜天婦羅蓋飯當作例子。

應該有許多人在比較這兩者時，會認為蔬菜天婦羅蓋飯比較健康，但實際上，牛的脂肪（飽和脂肪酸）比較安全，蔬菜天婦羅的油（沙拉油、芥花籽油＝不飽和脂肪酸）比較危險。肉類脂肪的飽和脂肪酸大多相當安定，已經證明過對人體很安全，相較之下，植物油未知的微量成分對人體帶來的影響，目前卻都尚未明瞭。

再加上，植物油含有過多亞麻油酸，以及生產過程中高溫處理所產生的4-羥基壬烯醛，所以植物油其實充滿了危險因子（後面會提到這些危險）。

也就是說，若分析單一項目，比起炸豬排豬肉的油脂，麵衣所含的炸油更會對人體帶來不好的影響（僅管如此，但只吃肉類會導致營養不均，這樣做是不好的）。

我想知道沙拉油、芥花籽油、紫蘇油、亞麻籽油等植物油與健康的相關性，想繼續鑽研「油」，所以把「不飽和脂肪酸」列為主要研究對象。

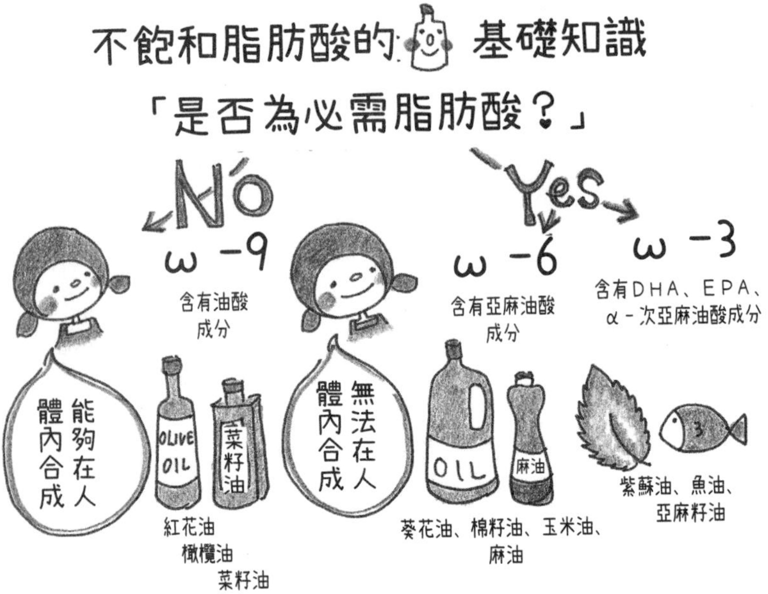
不飽和脂肪酸的基礎知識
「是否為必需脂肪酸？」
No
Yes
ω-9
含有油酸成分
能夠在人體內合成
OLIVE OIL
菜籽油
紅花油
橄欖油
菜籽油
ω-6
含有亞麻油酸成分
無法在人體內合成
OIL
麻油
葵花油、棉籽油、玉米油、麻油
ω-3
含有DHA、EPA、α-次亞麻油酸成分
紫蘇油、魚油、亞麻籽油

在此，我將「不飽和脂肪酸」的基礎知識繪製成一張圖。

「不飽和脂肪酸」是每個家庭中都有的沙拉油、芥花油、橄欖油等料理用油類的主要成分。

同時，八十八頁則是我繪製的主要植物油不飽和脂肪酸的比例。

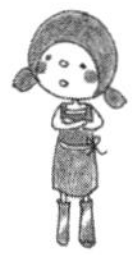

ω-3脂肪酸與ω-6脂肪酸左右我們的健康

我記住了基本知識，之後持續閱讀油類相關書籍。

然後逐漸加深理解，接著開始閱讀專家所寫的書籍及學術論文。

重複閱讀許多次後，我開始在平常的飲食生活中注意「什麼油會造成何種危害」「要如何正確吃油」。

我到目前為止提過好幾次脂肪酸的名稱，其中有兩種脂肪酸，如果各位想理解油類特性，請絕對要記得。本書之後會出現各種專有名詞，若無法全部記住，只要記得這兩個名詞就行了。

▼ω-3脂肪酸（DHA、EPA、α-次亞麻油酸）

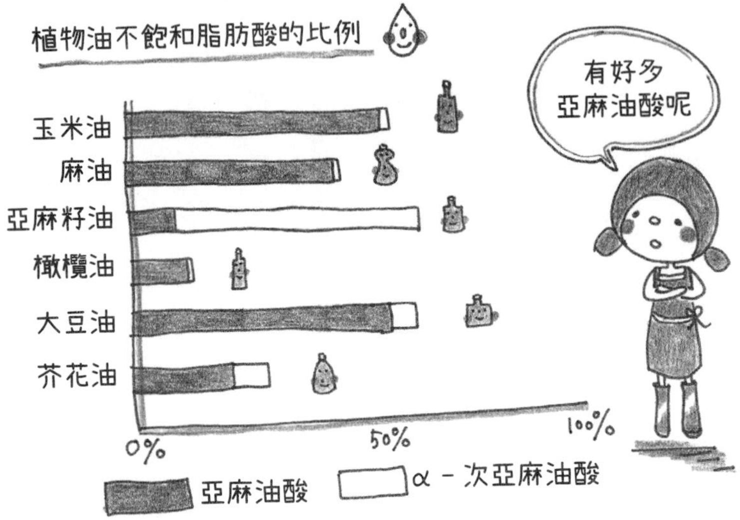

▼ω-6脂肪酸（幾乎都是亞麻油酸）

這兩種為「必需脂肪酸」，無法在人體內合成，是只能從體外攝取的「必需」營養素。而左右人體健康的就是「ω-3脂肪酸」與「ω-6脂肪酸」。

順道一提，對人體有益而頗受歡迎的橄欖油，主要成分是ω-9脂肪酸的油酸。油酸可由其他脂肪酸在體內合成，並非必需脂肪酸。說明白點，這種油沒有必要特地食用。

「ω-3」與「ω-6」兩種物質，掌握住重要的健康關鍵。了解、妥善管理這兩種物質，與身心健康息息相關。

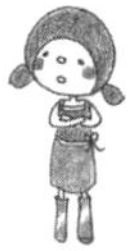

油脂攝取失衡與疾病

當時我讀完所有油類相關書籍，共通提到的ω-3脂肪酸及ω-6脂肪酸的問題，列舉如下。

①兩種必需脂肪酸ω-3及ω-6的均衡攝取很重要。

②現代人的必需脂肪酸失衡了。

③現代人過度攝取ω-6脂肪酸（亞麻油酸）。

均衡攝取兩種必需脂肪酸相當重要

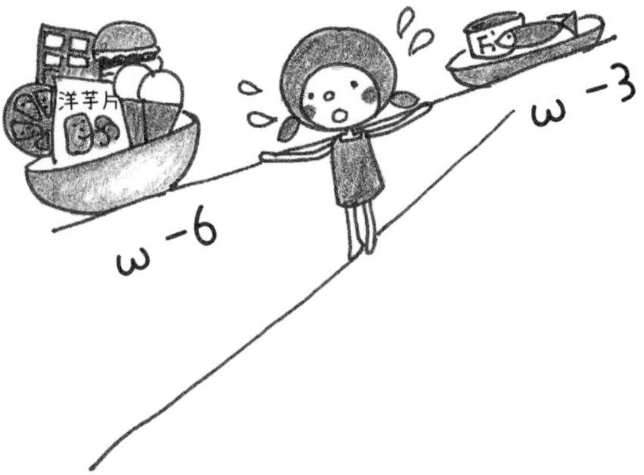

④現代人 ω-3 脂肪酸（DHA、EPA、α-次亞麻油酸）攝取不足。

⑤前面四點是導致許多疾病的原因。

前面②到④的情況，就是我們家在開始少油生活前，因缺乏油類知識而攝取油的方式，而且許多現代人都和我們一樣。如此一來，何時生病都不奇怪。或者說，或許發病的病因之一就是持續攝取植物油。

對身體有害的沙拉油等植物油所含有的 ω-6 脂肪酸，與過敏、糖尿病、心臟病、癌症、憂鬱症、失智症等諸多疾病其實大有關聯，但很可惜，現代人並不具備這樣的常識。

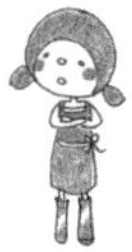

從疑問到憤怒——沒有成為話題的油害

隨著我愈來愈了解以前並不知情的植物油危害，一股憤怒也跟著湧上心頭。為什麼如此重要的訊息，卻沒有成為常識呢？

我手中的油類相關日文書籍中，最舊的是一九八九年出版的《美味又令人不安的油》，作者是油脂研究先驅——奧山治美博士。這本書提出警告，我們以往攝取植物油的方式並不正確，而且與諸多疾病都有關聯。

女兒的異位性皮膚炎在二〇〇四年復發，是在這本書出版的十五年後。如果我在這本書出版的那一年，或在疾病復發前就閱讀，或許就能讓女兒免於異位性皮膚炎的復發。不只是異位性皮膚炎，若包括嚴重的虛寒、便祕、鼻炎、慢性倦怠都能改善，或許就能過著不同的人生。我的花粉症若能更早治好，就能縮短不愉快且憂鬱的季節。只要能正確「選擇油」，理應就不會為這些讓人不舒服的症狀煩惱、花費額外的醫療費。

在我實踐「正確選擇用油」而親身經歷諸多症狀的改善後，反而更加火大。我想，至少要拯救與我們親子有同樣症狀且痛苦的人，若研究能有所進展，或許這些症狀早就根絕了。

奧山博士還在書中提出其他警告。一九九二年，當他成為第一任日本脂質營養學會會長，網站上就揭示「你知道油脂的營養革命正在進行嗎？」等標語。

而在二〇〇二年九月十一日，奧山博士在日本厚生勞動省*舉辦記者會時，提出以下幾項意見。

「減少亞麻油酸攝取量及推動油脂食品標示改善的意見」

【意見一】推動減少日本人亞麻油酸攝取量的營養指導。

【意見二】嬰兒奶粉的必需脂肪酸含量要接近母乳等級。

【意見三】將原料名稱的食用油標示，由現在的一概標示（植物油脂、動物油脂、加工油脂等）改為能看出油種名稱的食品名（大豆油、高油酸紅花籽油、大豆氫化油等）。

【意見四】關於油脂含量超過重量五〇%的食品，需標示出 n-6 系與 n-3 系的含量。（作者註：n-6 系＝ω-6 脂肪酸，n-3 系＝ω-3 脂肪酸）

＊註：厚生勞動省，管轄業務相當於台灣內政部、衛生署及勞委會的業務。

每一項意見都在警告「植物油有危害」，油脂研究的專家組織日本脂質營養學會的提案。這些是深知植物油危險的專家歸納出的建議。

記者會是以發表內容刊登在各種媒體上報導為前提而舉辦。這些發表的意見是與社會大眾健康相關的重要內容，考慮到其重要性，透過報紙、新聞報導，「油害」應該要成為話題，但卻一點反應也沒有。

在那之後，陸續出版了關於「油害」的書籍，許多嶄新的事實也逐漸明瞭化。不過，日本沒有任何一間大型媒體曾加以報導。另一方面，異位性皮膚炎及花粉症病患人數也在持續增加。

我在持續關心油類、了解各種資訊的同時，也一探為何這些資訊沒有被報導出來。結果，我發現到某個有趣的逸聞。

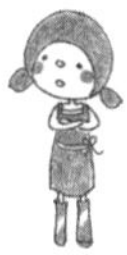

NHK不願報導「壞油」

妻子每日親手製作限制油類的料理，治好了女兒復發的異位性皮膚炎。妻子以當時得到的經驗及知識為基礎，以料理研究家的身分，在研討會及料理教室等地推廣正確用油的方法。同時她也在部落格上傳使用 ω-3 油類的家常菜，以進行推廣。

某天，有位 NHK 製作人看到部落格後，寄了電子郵件過來。內容提到，對方因 ω-3 潮流而想在全國性播放的傍晚新聞節目中，介紹紫蘇油的產地，同時說明油類的正確知識及用法，也想談談減少亞麻油酸（ω-6 脂肪酸）的重要性，因此想介紹妻子在部落格上傳的「減少亞麻油酸的食譜」「能攝取到 α- 次亞麻油酸的食譜」。

從這些詢問的內容可得知，對方正在學習油類的知識，由於我們也贊成這個構想，就回信說願意幫忙。

民營電視台也有播放介紹 ω-3 油類效用的節目，但每個節目都只聚焦在亞麻籽油及紫蘇油的效用上，完全沒觸及到「壞油」＝「ω-6 脂肪酸」（亞麻油酸）的問題。對電視台而言，日清或 J-OIL MILS 等大型食用油製造商是老客戶贊助商，因此不可能說這些公司的主要商品是不好的油。

我雖然對這整件事愈發感到受欺瞞，但也對介紹「重要的是減少亞麻油酸」的 NHK 感到佩服，所以高興接受對方提案。

但之後透過電話交談時，我感到事情愈來愈可疑。對方表明不打算觸及減少亞麻油酸一事，而且就算是與贊助商企業無關的 NHK，似乎也認為報導「減少亞麻油酸」不太好，最後這件事就無疾而終。

由於有這個過程，我特別注意 NHK 當天的節目，發現節目內容完全沒提及亞麻油酸的害處，這與介紹含 ω-3 紫蘇油效用的民營電視台毫無兩樣。

就像許多電視節目所介紹的，確實攝取含 ω-3 的亞麻籽油及紫蘇油很重要。但，如果不一併減少攝取 ω-6 就沒有意義。只推崇 ω-3 的效用並不夠。

由這例子可以看出，有一股看不見的力量在操控整件事，連國營電視台也會避免觸及沙拉油及芥花油中成分的亞麻油酸害處，視為禁忌。

我們不可能一直忽視植物油中亞麻油酸的害處。雖然我相信所有媒體大肆報導的日子很快就會到來，但在那之前，每個人只能靠自己獲得正確的資訊，守護自己與家人的健康。

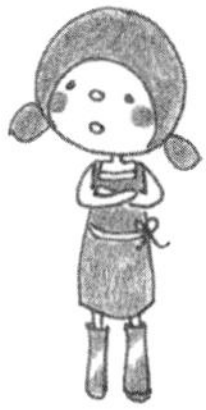

第3章

現代人的油原病

——大腦受到油脂支配的原因

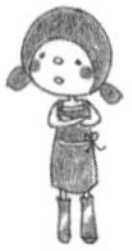

「戒不了、停不下」洋芋片成癮

只要開始吃洋芋片就停不下來，想戒也戒不掉，等回過神，整包零食已經空空如也……我想每個人都有這種經驗吧。

就算之後意識到過度攝取卡路里和鹽分而感到沮喪，但吃洋芋片時有種無可言喻的快感，因此無法停止。如果是兒童或處在食欲旺盛的年紀，吃完後並不會心情低落。

無法藉由意志力控制想吃更多慾望的症狀，就是飲食成癮。一般症狀都算輕微，一旦惡化，就會變成離不開洋芋片的洋芋片成癮症。

我們都知道，興奮劑、安眠藥、酒精等中毒現象，是自然界沒有的化學物質直接對大腦產生作用而引發的強烈快感及陶醉感，因此容易成癮、中毒。同樣的，科學已經證實，只要持續食用洋芋片，就會像毒品一樣影響大腦。

根據美國密西根大學調查，有九二%的人都有經驗，就算想戒也戒不掉一些食物。每個人戒不掉的食物不盡相同，但已得知，加工程度愈高的食品愈有此種傾向。

第一名　披薩

第二名　巧克力

第三名　洋芋片

第四名　餅乾

第五名　冰淇淋

第六名是薯條，第七名是起司漢堡，第八名是蘇打飲料，第九名是蛋糕，第十名是起司。先不論此結果的順序，我認為和日本沒有太大差異。在歐洲，例如匈牙利，甚至擬定課徵「洋芋片」稅，以防止過度食用，因此容易成癮的食物是全世界共通的。

這個排行榜全都是加工品，沒有蔬菜、水果、穀類等單純的食物。我們會對洋芋片成癮，卻不會對馬鈴薯成癮。

出現在這個排行版內的商品，共通點在於營養素的脂肪（油脂）。除了第八名的蘇打飲料，其他所有食品都含有脂肪（油脂）。出現在本書前面圖鑑中的食品，幾乎都是如此，只要脂肪加上鹽分或醣類，或兩種物質組合在一起，就能製造出讓人戒不了、停不下的食品。

以前我相當喜愛披薩、洋芋片及薯條，時常會吃。我也相當喜愛用雞蛋與油類製造的美乃滋，儼然是個美乃滋星人。雖然調味料沒有列入排名，但美乃滋也是容易成癮的高油類食品。

我開始過著少量攝取好油的「少油生活」已經十年了，但現在有時候也會突然想吃披薩。我們夫妻幾個月會出門享用披薩一次，每次點的都是用簡單食材製作的瑪格麗特披薩（番茄醬、莫札瑞拉起司、羅勒）。我沉醉於用橄欖油揉成的麵粉糰，入口即化的起司，番茄的酸味，搭配少鹽的味道，切一口放入口中，無可言喻的美味立即化開。吃披薩時，我再度體驗到油脂所具有的魔力，也了解披薩廣受歡迎的原因。

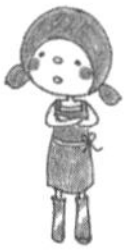

油脂是合法的毒品

引發脂肪（油脂）成癮的原理是什麼呢？

人類基本的需求之一，就是付出行動能夠得到回報的強烈需求。

人的大腦裡有一種機制，當我們努力得到金錢、名譽、地位、美貌等需求，就會擁有如得到報酬般的快感及陶醉感。

操控這種快感的，是大腦內的神經傳遞物質多巴胺。只要行動達到成果，大腦就會釋放多巴胺，使其活化。當我們考上名列前茅的學校，運動得到良好的成績，或跑業務簽下大筆訂單，大腦就會釋放多巴胺，使心情變好。這是給努力過的自己的嘉獎。這種作用，能成為想再次讓心情變好而再加油的原動力。

我們吃飯時，多巴胺也會活化。當我們空腹感到煩躁，吃到美味的食物就會覺得幸福，這是脫離空腹的饑餓狀態而得到的報酬。

填飽肚子到一定程度時，大腦會釋出多巴胺當作報酬。大腦的D2受體會接收多巴胺，此時會產生已經接收到充分報酬的感覺，感到舒服的飽足感會抑制食慾，情緒回復安穩。這是採取飲食行動而得到的報酬。

教孩子有個祕訣，就是讓小孩先吃飽再教訓、教導。若在孩子空腹時斥責，此時孩子的情緒並不穩定，反而會有反效果。首先讓孩子吃飽，等孩子冷靜下來再斥責，孩子也會比較容易坦然接受。我很久以前就聽過這種說法，一想到多巴胺的作用，就會感嘆真是有說服力。

一般飲食能讓多巴胺作用，產生愉快的飽足感，而披薩、洋芋片等高油脂食品，會得到更多的多巴胺報酬。持續吃「無法戒斷的油脂食品」，多巴胺D2受體會減少二〇%。只要D2受體減少，一般數量的多巴胺會變得無法滿足人體。然後為了釋放多巴胺，以得到更多快感作為報酬，大腦就會叫我們繼續吃。這就是披薩、巧克力、起司漢堡、洋芋片等富含高油脂的油脂食品容易使人成癮的原理。

這種D2受體減少的現象，也出現在藥物中毒或酒精成癮病患的大腦。就算我們知道對身體不好，必須停止食用，意志力也無法抑制這種強烈的需求，這種對食物的成癮和毒品、酒精等化學物質一樣嚴重。因此，與毒品具有相同作用的油脂類物質，可說是合法的毒品。

我們現代人天天都在吃高脂肪食物，像是可樂餅、炸豬排、炸雞、牛肉蓋飯、煎餃、炒飯、天婦羅、大阪燒等。

我們都想要合法毒品，也就是油脂帶來的多巴胺快感，這種現象叫做「油脂中毒」（Oil Junky）。

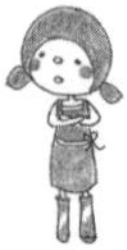

深藏於DNA中的「腦與脂肪」關係

為什麼比起一般的飲食，「戒不了、停不下」的油脂食品，會得到更多多巴胺的報酬呢？

答案就在人類誕生後的漫長歷史中。

人類的歷史就是飢餓的歷史。五百萬年前，我們人類的祖先在非洲大陸出現，這種靈長類能夠雙腳步行，大腦容量較大。他們以樹木的果實、葉子，水果等植物維生，也會吃昆蟲及動物的屍體，但要確保食糧非常辛苦，因此經常處於飢餓狀態。

人類為了活下去，必須讓身體適應沒有充分糧食也能活下去的環境，因此逐漸進化。歷經了四百萬年以上的漫長歲月，與我們現代人直接相關的集團生活才正式登場。約二十萬年前，在非洲大陸誕生的新人類（智人）在地殼變動、冰河時期等嚴峻環境的變化下生存了下來。就算在兩百萬前年，人類就能使用石器等道具，也不保證能獲得穩定的糧食。

大約一萬年前，人類能夠自己種出糧食而出現農耕文化，以人類五百萬年的歷史來看，時間相當近期。若飢餓是理所當然的，DNA不會那麼簡單就發生變化。就算能夠確保一定程度的糧食，只要天候不佳、發生飢荒，就會出現餓死的人，這種不安定的時代一直持續著。

日本在江戶時代，發生過大饑荒，餓死了許多人，最近一次飢荒是天保大飢荒（一八三三——一八三九年），約發生在一百七十八年前。二戰前的一九三〇至一九三四年，因冷害而歉收，使得日本東北及長野縣等地陸續出現年輕女性賣身，以及營養不良的兒童。

現在日本已經邁入飽足時代。我們的社會隨時隨地都能得到糧食，也不過是這幾十年的事，這是人類過去歷史上從未出現過的環境。

我們的身體進化成能夠適應飢餓狀態，有食物的時候，吃下去的營養會以皮下脂肪的形式囤積。囤積的皮下脂肪在人體感到飢餓時會轉換成能源以維持生命活動，這是人體為了生存最重要的機制。

脂肪（油脂）能夠克服飢餓，是人體不可或缺的能源。醣類（碳水化合物）也是必需的營養素，是高效率的能量，每公克醣類約有四千卡路里。相對的，脂肪（油脂）的卡路里是一倍以上，每公克有九千卡，效率更佳。也就是說對人體而言，高脂肪（油脂）的飲食更加美好，也會釋放出更多作為獎勵的多巴胺，讓我們更容易感受到報酬帶來的快感。

這種原理深深刻印在DNA中，遺傳給現代人。而能力強大的人必定能在生存競爭下存活，提升增加子孫的確切機率，因此現代人可說是容易累積皮下脂肪、適應生存體質集團的後代。

即使現代已可隨時隨地獲取食物，但是構成人體的DNA，為免飢餓而儲備的高度生存力，仍像以前一樣發揮作用。但這種生存力就是今天造成人類慢性病的原因，反而令人討厭。這種機制本來是為了長生，卻反倒縮短了壽命，或許可說是人類進化所引發的諷刺宿命吧。

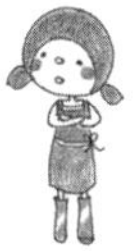

利用人體生存本能的食品製造商

我們已經曉得，人體的DNA讓我們在攝取油脂時能夠得到快感。

食品產業就是巧妙利用了這些人體的原理。為了讓公司商品能大量販賣，在開發及販賣產品的策略中，都必定會列入讓大腦快樂的油脂。

大型食品製造商會大量生產，同時也會致力於開發能大賣特賣的加工品。研究開發的部門裡，通常會有精通食品化學、具有博士稱號的專家。他們基本上都很清楚人類喜歡的食品基本成分，會以這些成分為基礎，製作獨特的商品。

吸引人類的食品基本成分有以下三種。

①醣類（砂糖、碳水化合物）

②脂肪（油脂）

③鹽分

他們會把刺激嗅覺的添加物，例如香料，或能讓味道產生變化的化學調味料加入這些物質。這樣做出來的每個產品都具有不同的黃金比例，是商業機密。能夠刺激多少人體具有的「報酬系統」，就是新商品是否會熱賣的關鍵。生產出「戒不了、停不下」的商品，正是食品製造商的使命。

但要找到讓任何人都能感到「戒不了、停不下」的配方，是極為困難的程序。讓每個人都能感受到美味的絕妙配方比，稱作「極樂點」。人人都能感到幸福，吃過之後仍會想再吃的長銷型商品的關鍵，就是這個「極樂點」（極樂點的詳細資訊，請參考中文書《糖、脂肪、鹽：食品工業誘人上癮的三詭計》Salt, Sugar, Fat：How the Food Giants Hooked Us。邁可・摩斯著，八旗出版）。

說到「戒不了、停不下」的知名商品，可以舉日本龜田製菓的零食 Happy Turn 當作例子。

Happy Turn 自一九七六年上市以來，一直是廣受大眾喜愛的長銷商品。這種商品用米（粳米）製作呈細長、橢圓形的仙貝，用名為「HAPPY 粉末」的調味料調味，一片片各別包裝。

網路上曾掀起分析競爭 HAPPY 粉末真面目的論戰，而龜田製菓的廠長則聲明，其真面目就是「砂糖、鹽分、胺基酸、蛋白質加水分解物製成的」。

胺基酸與蛋白質加水分解物都是化學調味料（鮮味調味料）的一種，與形成極樂點的砂糖、鹽同為HAPPY粉末的成分，但我們沒看到另一個重要成分，那就是「油脂」。當我打電話詢問HAPPY粉中是否有用到油，得到的回答是——烤好的仙貝會噴上菜籽油。

如此一來，能夠使人上癮的極樂點三大要素「砂糖」「油」「鹽」就齊全了。「戒不了、停不下」的Happy Turn也就完成了。

並非所有熱銷商品都含有這三大要素。洋芋片只有用油和鹽，巧克力只有用砂糖與油，但這兩種組合依然能夠使人上癮。漢堡肉及牛肉蓋飯的肉脂肪較多，不只是成本考量而已，食品製造商及外食產業的開發人員都深知潛藏於油脂的成癮性。

我們具有不斷渴求脂肪（油脂）的DNA，只要廠商提供有吸引力配方（有時會有隱藏油）的商品，就能輕易在超市、超商、速食店等處買到。我們就生活在這種環境中，不論有沒有自覺，所有人都難免會油脂中毒。

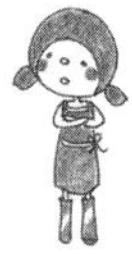

「植物油比動物油更健康」這點大錯特錯

首先，我們必須捨棄植物油比動物油更健康的觀念。

我們很常將食物分為「對身體有益、健康的食物」，及「對身體不太好、不健康的食物」。例如，我們都有既定印象，認為生菜沙拉很健康，便利商店的便當不健康。

不過這種分類法大多沒有明確的根據，而是因看電視或報紙、從別人那裡聽來，或自己過去的經驗等，每個人會訂定自己的健康基準。這些基準會影響各人生活中對食材及食品的選擇，有時會因基準特有的堅持而積極食用某種食物，或盡可能留意不要碰觸，絕對避免吃進肚裡。

然後，大多人都有一種印象，那就是「植物性食品比動物性食品對身體好」。

看待油脂類食品更是如此。各位是否有下列幾種印象呢？

- 植物油比動物性奶油及豬油更健康。
- 葵花油、紅花籽油、玉米油、大豆油、菜籽油等油類都是植物油，所以對身體有益。
- 沙拉油也是植物油，所以比動物油健康。

不過，以沙拉油為代表的植物油，別說健康了，根本就是非常危險的油。

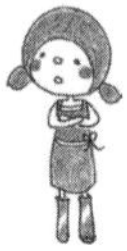

「亞麻油酸沙拉油」日本消失的廣告

說起植物油，每個家庭的廚房一定有放一瓶沙拉油，而其中都含有 ω-6 脂肪酸的亞麻油酸。

每種油的亞麻油酸含量不盡相同，大豆油及玉米油含量較多，約有五〇%，菜籽油約二〇%。這些調和而成的沙拉油，亞麻油酸含量約三五%，芥花籽油約二〇%。橄欖油中含有約一〇%。

一九七〇年代有研究指出，此種亞麻油酸比動物性脂肪更能降低血液中的膽固醇，因此被廣為宣傳是「對健康有益！」日本曾有一個廣告，將亞麻油酸直接當成商品名稱的「亞麻油酸沙拉油Flower（紅花籽油）」每天在電視上播出，中元節及過年送禮時也是必買的人氣商品。

不過，這種亞麻油酸其實是相當驚人的狠角色。

首先，另有研究否定「亞麻油酸比動物性脂肪更能降低血液中的膽固醇」。亞麻油酸降低膽固醇的作用期間只有一週，效果相當短暫，學術研究已經證明，這種油長期攝取，和動物性脂肪對膽固醇的影響沒有差異。更何況，「降低膽固醇數值」的宣傳標語不僅是錯誤的，甚至也對身體有害。

一九八九年時，《美味又令人不安的油》這本日文書已經提出警告，一般人認為亞麻油酸對身體有益就過度攝取，這樣反而會對身心產生負面影響。

過度攝取亞麻油酸會對人體產生負面影響，研究人員對此幾乎已經確認，證據就是，一九九〇年代在日本許多強調亞麻油酸的商品，都從電視廣告上消失了。

由於一九九〇年代前期都還播放有謳歌亞麻油酸的電視廣告，現在許多四十多歲的日本人認為「亞麻油酸對健康很好！」

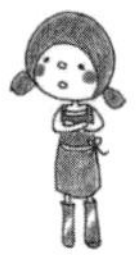

亞麻油酸悖論

說到底，亞麻油酸到底是什麼物質呢？

亞麻油酸是種 ω-6 脂肪酸，是必須從食物中攝取的必需脂肪酸之一，人體無法自行合成。缺少亞麻油酸會妨礙成長，生殖機能與皮膚都會出現異常。

「什麼啊，原來亞麻油酸是必須攝取的物質呢」這麼想的人請不要太早下定論。其實就算人體缺乏亞麻油酸，也不會怎麼樣。

除了植物油，亞麻油酸幾乎存在於肉類、魚類、蔬菜、穀類等所有食物中，只要飲食均衡，就能充分攝取到每日必須攝取量的八到十克。特別是黃豆及黃豆產品（味噌、納豆、毛豆、豆腐、豆腐皮）都含有豐富的亞麻油酸，因此鮮少有人出現亞麻油酸缺乏症。

炸豬排、天婦羅、炸雞、薯條等油炸食品，以及炒青菜、炒飯等熱炒料理，美乃滋、沙拉醬等調味料，以及洋芋片、仙貝、餅乾、蛋糕、巧克力、冰淇淋等零食都會用油製作。這些食品也都含有亞麻油酸。

食物含有的亞麻油酸，與植物油中的亞麻油酸分子結構基本相同。

不過，植物油在加工過程為了萃取油脂，必須使用石油類的溶劑己烷，將油脂揮發，在高溫處理下，亞麻油酸會產生神經毒4-羥基壬烯醛。這種物質就是植物油中亞麻油酸的問題之一。

另一個問題是過度攝取亞麻油酸。一大匙沙拉油含有四克的亞麻油酸，就算是正常飲食也會過度攝取，這是現代人飲食生活的常態。

只要攝取必要的亞麻油酸，維持生命不可欠缺的重要機能就能正常運作，但若超過攝取基準，這種物質立即就會變成壞東西。少量的亞麻油酸很好，一旦成群結隊就會化為惡人到處作亂。

我稍微說明得更深入點，亞麻油酸在人體內會合成二十碳四烯酸。

二十碳四烯酸也是一種脂肪酸，它是全身細胞膜上磷脂質成分的重要營養素，二十碳四烯酸引發級聯反應（一連串的反應），前列腺素E2就會爆發性的增加。「級聯（Cascade）」，是指階梯狀的瀑布，有如瀑布般的爆發性連鎖，因此叫做級聯反應。

這種二十碳四烯酸所產生的前列腺素E2具有強烈的生理活性，會引起疼痛、發熱、紅腫等炎症，也是導致各種疾病及症狀的原因。

也就是說，人體過度攝取亞麻油酸會產生前列腺素E2，引起發炎而導致各種疾病。

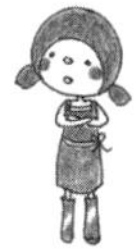

亞麻油酸過多所導致的「油原病」

現代人一個不注意就會攝取過多的亞麻油酸，處在隨時都可能引發炎症的危險中。

我將這種亞麻油酸過多的疾病稱作「油原病」。現代人幾乎都是油原病病患或準病患。

那麼，亞麻油酸過多會引起什麼疾病呢？列舉如下：

▼**過敏**：花粉症、異位性皮膚炎、氣喘

▼**血管障礙**：動脈硬化、心肌梗塞、腦梗塞

▼**癌症**：肺癌、大腸癌、直腸癌、前列腺癌、乳癌、卵巢癌、胰臟癌、食道癌、皮膚癌

▼**慢性病**：糖尿病、高血脂症、高血壓

▼**疼痛或炎症**：生理痛、關節痛、潰瘍

▼**腦部疾病**：憂鬱症、神經症、失智症

▼**美容問題**：皮膚粗糙、黑斑、皺紋

▼**其他**：精子減少、容易生氣、慢性倦怠

許多油原病中，如癌症、糖尿病、腦中風、心臟病、脂質異常症、高血壓、肥胖等，皆為厚生省（現厚生勞動省）提醒民眾多加預防的「生活習慣病」。

生活習慣病如字面上的意思，是飲食生活、運動習慣、吸菸、飲酒、休息等生活習慣而引起的疾病總稱。在所有生活習慣中，自己可以輕易診斷出有無運動習慣、吸菸、飲酒、休息及從事時間等，但主因的飲食生活質量或內容，並不容易自我診斷。我懷疑，生活習慣病的主因就是油原病。

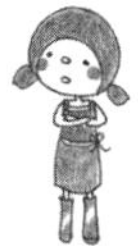

你最近何時吃魚類料理？

相對於攝取過多的亞麻油酸（ω-6脂肪酸），另一種必需脂肪酸ω-3脂肪酸的α-次亞麻油酸、DHA、EPA則都是攝取不足。

除了植物油，許多食物都含有亞麻油酸，與這點不同，含有ω-3脂肪酸的食物卻相當少，就算有也很微量，如果不特意攝取，人體就會缺乏此物質。

菠菜、茼蒿、小松菜、空心菜等葉菜類蔬菜都含有α-次亞麻油酸，但每一〇〇公克只含〇・二公克以下，相當微量。黃豆及牛奶含量較多，但這些食品內的亞麻油酸含量為其數倍，如果目的是補充 α- 次亞麻油酸，反而會過度攝取亞麻油酸。

亞麻及紫蘇的種子含有較多的 α- 次亞麻油酸，榨取而出的亞麻籽油或紫蘇油，含有五〇%至六〇%的 α- 次亞麻油酸（亞麻油酸則含有一五%至二〇%）。

最近，電視媒體及雜誌多會以健康油來介紹亞麻籽油及紫蘇油，知名度比以前還高，不過這兩種油依舊不是每個家庭的常備用油。

DHA、EPA主要存在於魚油中。如鮪魚、鮟鱇魚肝、鯛魚、鰻魚、鮭魚卵、鯖魚、鰤魚、秋刀魚、沙丁魚等都含有大量DHA、EPA。亞麻籽油及紫蘇油含有的大量 α- 次亞麻油酸會在人體轉化成DHA與EPA，但只有約五%到二〇%會如此變化，因此必須直接從魚類攝取DHA及EPA。

厚生勞動省建議，每天要攝取一公克以上的DHA及EPA。

不過，肉類的消費量不斷增加，男女老少都愈來愈不吃魚了，目前日本人以年輕人為主，都出現了慣性缺乏DHA及EPA。

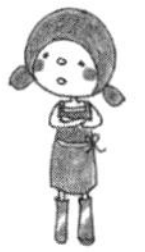

不吃魚會發生什麼事？

根據日本農林水產省的調查，一九六五年時，每人每年的肉類購買量平均為六公斤，到了一九七九年增加至十二公斤，其後就一直維持在十二公斤左右。另一方面，二〇〇五年海鮮類的購買量為十二・七公斤，幾乎等同於肉類，其後則逐漸下滑。

就另一種層面而言，二〇〇五年可說是象徵不吃魚的一年。雖然我們常常聽到「飲食的口味會隨著年齡增長改變，比起肉會更愛吃魚」，但最近，日本人就算年紀變大，在飲食喜好上也沒怎麼出現變化。在一九五五年至一九六四年間出生，到了二〇〇五年為四、五十歲的族群中，「就算年紀變大也喜歡肉」的人增加了。確實，在速食店愈來愈常看到排隊點餐的中老年人。

況且年輕不吃魚的情況也愈來愈顯著。比較「二十九歲以下」族群與「六十歲以上」族群的海鮮類購買量，一九八〇年相差一・六四倍，到了二〇〇六年擴大到三・七八倍，可見，現在年輕人愈來愈少吃魚。

不吃魚的情況也反映在魚種上。每個年齡層購買的鮪魚及鰹魚數量雖然有差異，不過差異不大，但沙丁魚及鯵魚類等含有許多ＤＨＡ或ＥＰＡ的藍背魚，年齡層間的差距則約五倍，顯示現在年輕的一代愈來愈少吃魚。鮭魚與秋刀魚是例外，這兩種魚幾乎沒有年齡層的差異。

不過，日本人的魚類購買量還是低於肉類，關於飲食主菜的調查，無論是否有開伙，以肉類為主食的人可說占絕大多數。

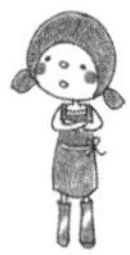

兒童討厭魚類料理

相較於肉類料理派占了六成，海鮮類料理派只占了一成，這是現代人飲食生活的真實情況。海鮮料理被敬而遠之的原因有「兒童不吃」（六八％）「比肉還貴」（三一％）「調理起來很麻煩」（二五％）「清理烤魚網很麻煩」（二○％）等。

同時，中小學生討厭的營養午餐第一名就是「所有的魚」，從家庭成員來看，比起只有高齡人士或夫妻家庭，有小孩的家庭，買菜支出中海鮮類占比較少。正因如此，若孩子很明顯討厭魚，餐桌上就不會出現不合孩子胃口的料理，所以整體而言，日本人是愈來愈不吃魚了。

但根據進入平成年度*的調查，孩子喜歡的食物中，壽司名列前茅，與咖哩飯及炸雞塊爭奪第一名的寶座。這就是家族外出用餐時，迴轉壽司店受歡迎程度繼家庭餐廳位居第二的緣故。小學生以下的年齡層喜歡的壽司料，男女的前三名皆為鮭魚卵、鮪魚、玉子燒。鮭魚卵及鮪魚都富含DHA、EPA，這雖是值得開心的訊息，但此調查結果顯示，家庭內的魚料理減少，加上外食的頻率一個月落在兩到三次，因此我們必須承認，魚類的攝取量的確很少。

而且最近日本迴轉壽司店愈來愈家庭化，營業型態逐漸改變。這是因為業者想吸引討厭魚的客人上門消費，所以菜單上出現了天婦羅組合、洋蔥圈、炸雞塊、薯條等油炸食品，還有咖哩、天婦羅蕎麥麵、拉麵等許多麵類。而像是蛋糕、荻餅、布丁、聖代、冰淇淋等甜點也一應俱全。但這些食品都含有許多劣質油。就算吃了鮭魚卵或鮪魚，攝取了DHA、EPA，如果又吃了炸雞塊或薯條，就會因過度攝取亞麻油酸而功虧一簣。

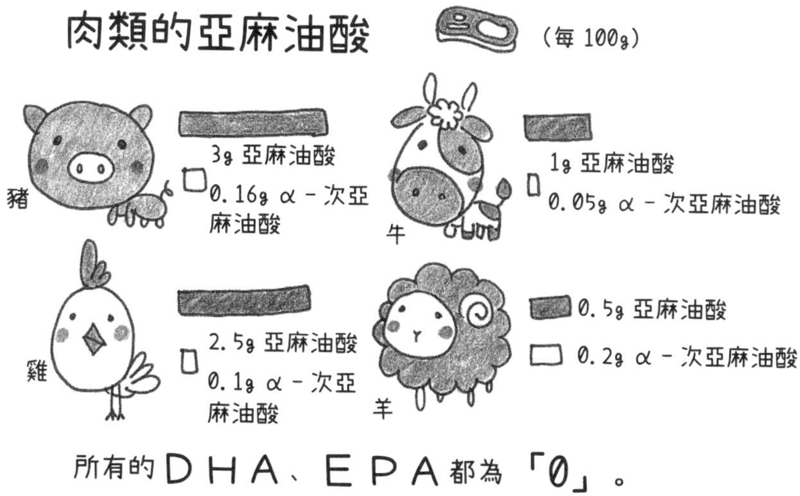

雖然這樣說有點怪，但我們去迴轉壽司店用餐時，必須注意要只吃海鮮類。

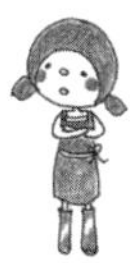

偏食肉類會過度攝取亞麻油酸

不吃魚，肉類的攝取量就會增加。青菜炒肉、炸雞塊、炸豬排、肉排、漢堡排、豬肉咖哩、牛肉蓋飯、

*註：平成年度，一九八九年為平成元年。

大阪燒、涮涮鍋等家常菜或外食都是人氣料理。炸雞塊、炸豬排及炸肉排都是油炸食品，顯而易見，亞麻油酸攝取量會增多，而且肉類本身就已經含有亞麻油酸。

就像前頁圖所提到的，每種肉類都含有亞麻油酸，現代人不吃魚、多攝取肉，並沒有特別吃什麼，亞麻油酸都會過量。更不用說，像是代表肉類料理的油炸食品，烹飪過程都會用沙拉油調理。

順道一提，牛、羊等反芻動物體內所含的亞麻油酸比豬肉及雞肉的少，這是因為在反芻胃中，許多微生物會使氫原子與亞麻油酸反應，轉換成其他物質。

食用肉類及奶油時，可以選擇亞麻油酸較少的牛肉或羊肉，這麼做就可以預防亞麻油酸攝取過量。

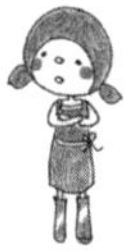

植物油會侵蝕兒童的身心！

兒童的身體是由成人提供的食物所組成。

品質良好的食材、營養均衡的飲食，對兒童身心成長是不可或缺的。不過，現代兒童的飲食與成人同樣很混亂。

兒童無法管理自己的飲食，他們雖會說自己想吃什麼，但飲食內容最後是由成人決定。兒童主要的飲食是家中父母所提供的餐點，還有學校的營養午餐、便利商店的點心、家庭餐廳或速食店等外食等，這些成人提供的食物，構建出下一個世代孩子的身體與精神。

兒童所喜歡的食物排行榜依序是咖哩飯、炸雞塊、漢堡、薯條、蛋包飯、披薩等油脂混合食品，同時也相當喜愛美乃滋。還有泡麵、點心類的巧克力及洋芋片、冰淇淋。就像我在本書開頭圖鑑裡所提到的，這樣會大量吃下這些商品中所含的隱藏油。食品廠商不會考量兒童的健康。

某間家庭餐廳推出「兒童餐」。在可愛的餐盤上，擺著主菜漢堡排、白飯、玉米，還有炸雞塊與薯條等油脂混合食物，蔬菜分量少得可憐，只有一小塊花椰菜與小番茄，這分套餐的脂質含量約三六公克。每間家庭餐廳都會將炸雞塊與薯條列入兒童餐中。這些連鎖家庭餐廳縱使很清楚兒童油脂中毒的情況，提供的「兒童餐」仍以銷量第一、健康次之。

我們時常看見離開父母照顧、食慾旺盛的國中生或高中生放學後，在便利商店前拼命吃著炸雞塊、薯條、三明治、泡麵等高油類食品的模樣。比起大人，兒童的飲食生活更是充滿了油類。

調查指出，每三名兒童就有一人罹患異位性皮膚炎、氣喘、花粉症等過敏，中小學生罹患生活習慣病（糖尿病、脂質異常）的人數也增加了，約有四成高中生是生活習慣病的候補，這簡直就印證了兒童飲食生活有多不健康。國中生憂鬱症的發作率與成人相同，約為四・六％。也有報導指出，小學低年級生對班導師施行暴力，也就是容易抓狂的兒童年齡層愈來愈低。其他像是容易感冒、經常倦怠、缺乏上進心等身心不健康的兒童及年輕人也都增加了。

不只是大人，油原病的魔爪也伸向了兒童。或者應該說，兒童更容易成為油原病的犧牲者。

兒童在成長期的變化很快速，身心狀況較不安定，因此不能忽視食物帶來的影響。尤其油（脂肪酸）是全身細胞膜及激素等物質的成分，其質量對身體狀況及體質的影響比想像中要大。

雖然家庭及學校都會提供營養均衡的良好餐點，但若是用劣質油調理食材，將有可能阻礙兒童身心健康。

我們不可能奢望食品公司及外食產業以消費者的健康為優先，將油替換成昂貴的優質油，所以至少應該重新探討在家庭及學校供餐時的用油。

若身心狀況不佳，就無法全心念書、運動，或發揮其他才能。若在補習班下課或結束社團活動的歸途中，吃到便利商店或速食店的壞油，別說會引發疾病，更會造成身體倦怠、憂鬱傾向、感情起伏激烈，也無法集中精神做事。

兒童是吃著保護者所提供的食物而成長。為了讓兒童有健康的體魄，百分百發揮原有的能力，大人的任務就是要具備植物油的正確知識，不讓兒童接觸到劣質油，改行少油生活。

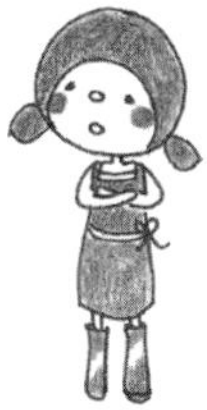

第4章

油脂侵略史

——東京奧運及大阪世界博覽會是導火線

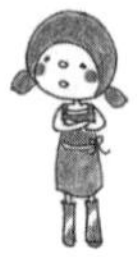

沙拉油改變了日本的餐桌——民族學少見的急速轉變

我在前一章節提到，「油原病」的原因是「飲食生活的西化」。而其特徵就是肉類、牛奶、奶油等代表性的高卡路里、高脂肪飲食。

在文明開化的明治時代到大正時代（一八六八年到一九一二年間），只有少數一部分人會吃這些食物，也就是當時上流階級及知識份子，要等過了幾十年約一九五五年左右，才在一般日本民眾間普及。

日本自一九四五年二次世界大戰戰敗後，經過十年，解決了因戰爭引起的長期糧食缺乏問題，象徵每位國民經濟水準指標的實質國民生產總值（GNP）超過二戰前的水準，來到經濟白皮書謳歌「已經脫離戰後」的時代。

以往日本人的飲食是以穀類及蔬菜為中心的「少油生活」，在這之後，富含脂肪、動物性蛋白質的肉類及乳製品，也就是西方飲食（主要是美式飲食）迅速普及。

不只是西方飲食愈來愈常見，像拉麵、煎餃、炒飯等經由中國傳來的中華料理也開始普及。

西方飲食及中華料理的特徵就是都會用油，因此戰後巨變的飲食生活特徵，就是以往從未發生過的「大量攝取油脂類」。調理方法也不只是以前的「煎」「煮」「蒸」，更增加了「炒」「炸」。

日本人的飲食生活在短期間內發生如此急速的變化，這在民族學上相當罕見，更有人指出，消化吸收系統習慣從前的食物，無法跟上這股急遽變化，這就是造成食物過敏之類許多疾病的原因。

那麼，日本餐桌受到油脂侵略的現象，是從什麼時候開始的，又如何變成現在的狀況呢？讓我們一同追溯過往，進行探討吧。

導火線就是二戰後的兩大盛事——東京奧運以及大阪世界博覽會。

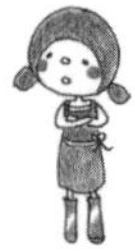

意外古老的沙拉油歷史

為了驗證油脂食物的普及，必須先追溯沙拉油的歷史。

「沙拉油」是植物油代表，現在彷彿理所當然存在於每個家庭中，它的起源意外地古老，是一九二四年日清製油（現在的日清 Oillio）所推出的「日清沙拉油」。出現時間距今約一百年前。

當時在歐美，會將醋、鹽、油混合後加入生蔬菜，當作沙拉吃，為了引入這種沙拉吃法，便開發以往日本沒有、也能用製作沙拉的高精製度生食用油，這就是「沙拉油」。

沙拉油的推出，讓日本飲食的西化正式萌芽。不過，乘著大正民主的潮流＊

開始萌生的飲食西化，因其後世界經濟恐慌的影響而急速萎縮。

約一九二六年起，西式飲食的嫩芽再度開始生長。資生堂 Parlour 餐廳（一九二八年）、新宿中村屋（前中村屋）咖哩飯（一九二七年）、西式甜點不二家的銀座工廠及心齋橋店（一九三一年）等飲食店，接連在大都市中心開幕，隨著電力、自來水開始在一般家庭普及，一般家庭掀起了飲食西化的潮流，開始用沙拉油做飯。

不過，一九四一年第二次世界大戰中期，日本進入糧食短缺時代，難以取得包含沙拉油在內的食材，一九四五年日本戰敗後，這種情況暫時維持了一段時間。

*註：大正民主的潮流，指日本一九一〇到一九二〇年代，政治、社會、文化各方面的民主主義發展、自由主義之運動、風潮的總稱。

終於隨著戰後的復興，糧食短缺開始逐漸改善。日清製油重新營運後，開始致力於生產及街頭販賣沙拉醬及美乃滋，沙拉油因而普及起來。日本戰敗後經過十幾年，到了一九六〇年代左右，「沙拉油」已經占據家庭用調理油第一的寶座了。

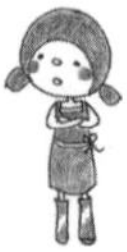

沙拉油調理法的改變——從「煎、煮」改為「炒、炸」

我出生於一九五六年的東京。這一年的經濟白皮書上，記載「已經脫離戰後」，戰後復興結束，開始邁向高度經濟成長期，是所有事物開始成長、變化的第一年。進入民主時代後，同樣孕育了社會、環境、民眾價值觀及飲食文化的變化，我親身體驗到飲食生活的改變，能夠回顧沙拉油及美乃滋如何逐漸在一般家庭占有一席之地。

我出生後的幾年印象都很模糊，能想起餐桌上情景，約是一九六〇年左右，當時我五歲。我記得放置在塌塌米房間內的折疊式小圓餐桌上，有白飯與味噌湯，鹹鮭魚上方則有醃菜或醃魚，我與雙親及弟弟圍著桌子用餐。

當時還沒有電鍋及冰箱，每個家庭都有米糠床，用來醃製能夠保存的食材，也儲備有便於保存的梅乾。我們經常用梅干加點茶的茶泡飯當作一餐，想吃點心時就咬著茄子的醃菜。由於沒有冰箱，每個家庭每天都會去附近的商店街購買食材。小型商店街長約一百公尺左右，蔬菜店、魚店、肉店、乾貨店等商店鱗次櫛比，傍晚時，主婦會帶著孩子外出採購食物，這些女性及孩子讓街上熱鬧不已。

以一九六〇年至一九六一年為分界線，日本人身邊急速發生許多與以往截然不同的變化。隨著一年年過去，家電產品、食材等都發生驚人的改變。

我小學時的記憶還相當清楚。戰後復員，父親成為鋼鐵相關產業上班族，他乘著高度經濟成長的浪潮，收入扶搖直上，廚房開始出現電鍋、冰箱等電器產品。只要按下開關就能煮飯，這件事前所未見，母親也相當開心。因為冰箱的普及，用不著每天外出採購，洗衣服原是最費工的家事，因洗衣機的登場，大幅降低了花費時間及身體的負擔，生活型態逐漸產生變化。

不只是電器產品，餐桌上的餐點也急速改變。以往除了白飯、味噌湯及醃菜，只有煮青菜、烤魚或煎魚，料理方法只限「煎」「煮」，但沙拉油普及後，就多了「炒」和「炸」的方法。

用火加熱平底鍋後倒入沙拉油，打顆雞蛋後就能做好荷包蛋，或者將豬肉切片後放入蔬菜快炒，就是美味的蔬菜炒肉。將切塊的地瓜、蓮藕、胡蘿蔔、洋蔥及魚沾上太白粉糊，用大量沙拉油（當時叫做天婦羅油）下鍋油炸，香氣四溢的天婦羅就做好了。用沙拉油就能簡單製作的料理瞬間廣為流傳，沙拉油的消費量因而持續增加。

不只是家庭，沙拉油的普及也深入街上的商店街。肉店開始陳列可樂餅、肉排、炸豬排等配菜。忙碌的主婦購買這些食物回家後，將高麗菜切絲一起裝盤，就能完成一道人人都喜愛的油炸食品料理。配菜之所以大多是天婦羅及油炸食品，似乎是因為大家都不想在家炸東西，以免油漬弄髒瓦斯爐及廚房，但另一個原因，就是當時愈來愈多主婦會在家做手工或外出打工，因此能做家事或煮飯的時間愈來愈少。

實際上，我的母親也花許多時間在家庭手工上，餐桌上的配菜時常都是可樂餅或炸肉排等油炸食品，我當時還小，為此打心底感到高興。

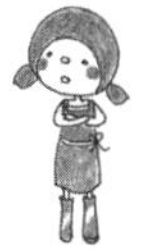

美乃滋帶來的餐桌革命

美乃滋與沙拉油的歷史同樣古老，是在一九二五年開始販賣。

在我記憶中，美乃滋是在我十歲之後，約一九六六年開始在日本急速普及。它是餐桌上不可或缺的調味料，也是冰箱中的必備品。高麗菜或萵苣沙拉一定會淋上美乃滋，我有印象，沙拉醬是在之後才登場。我還記得，小學五年級（一九六七年）烹飪課實習時，我使用大量美乃滋做了雞蛋沙拉三明治。我至今仍記得第一次吃到雞蛋沙拉三明治時，那美味讓我大受感動。我利用剛學到的技術，在家做了一模一樣的雞蛋沙拉三明治，這應該也是我父母第一次品嘗這道料理。之後，我們家就常做雞蛋沙拉三明治。美乃滋就是像這樣普及的。

沙拉油及美乃滋都是飲食西化的象徵，不只是混和油的沙拉油，製造美乃滋時也需要用到大量油當作原料。許多人以為美乃滋是雞蛋產品，但它的主要成分是沙拉油，占原料的七〇%。大豆及菜籽等油類主要原料的進口自由化，使油製品在一九六〇年左右開始普及。

大豆是在一九六一年，菜籽是在其十年後的一九七一年開放進口，以這些油混合製成的沙拉油，以及以沙拉油為原料製成的美乃滋大量生產，價格也下滑，因此全國的家庭及餐廳愈來愈常使用，成為理所當然的廚房必備品。

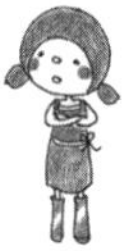

東京奧運是油脂入侵的第一年！

一九六四年是日本從二戰戰敗中迅速復活，象徵新生、容光煥發的一年。東京奧運盛大開幕，這是奧運初次在亞洲舉辦，也是第一次在白人以外的國家舉辦，日本因此站上國際社會的舞台。

舉辦奧運前後，日本人的飲食生活已經固定會用到油，油的消費量也逐漸上升。就像本書前面圖鑑中的食物，原料含有油的有巧克力，卡樂比蝦條，日本飲食代表的速食咖哩、微波咖哩的元祖BONCURRY（一九六八年）一一上市，加上已經深入家庭的油炸食品配菜及美乃滋，油脂類攝取量增加，飲食生活自然離不開油。

另一個首次在昭和年間誕生的食物是泡麵。一九五八年Sansy殖產（現日清食品）推出雞蛋麵。只要加入熱水三分鐘，鍋子煮一分鐘就可食用，雞蛋麵因極為方便的料理法而被稱作魔法拉麵，當時要價三十五日圓（現在約五百日圓），雖然價格不斐，但因大受歡迎而造成供不應求。這種泡麵在日文中之所以稱作「拉麵」，也是來自這股雞蛋麵的熱潮。

在開發世界首創的泡麵、雞蛋麵時，最傷腦筋的就是保存方法。要如何乾燥保存有味道的麵條是個大問題，不斷重複嘗試之後，最後廠商從天婦羅得到了靈感，找到用油炸過麵條之後去除水分的方法。將附著味道並殘留有水分的麵經高溫油炸後，水分會蒸發，麵條能因此乾燥，不但能長期保存，而且注入熱水後麵條又能馬上吸收水分，回到原本的狀況。

雞蛋麵上市後，出現許多其他家公司的袋裝泡麵、杯麵一同競爭販賣，幾乎所有的加工過程，都是製造成本相當低廉的「瞬間油熱乾燥法」，到現在也是一樣。泡麵的加工過程必須經過高溫油炸，這是油脂入侵現代人飲食生活的象徵之一。

一九五八年，日本泡麵的年產量高達一千五百萬分，一九六四年東京奧運整年更高達二十二億分。順道一提，二〇一五年的年生產量為五十六億四千萬分（含杯麵、生麵條），日本每人的年均消費量平均為四十四・三分。

舉辦東京奧運的一九六四年，可說是油脂大肆入侵的第一年。

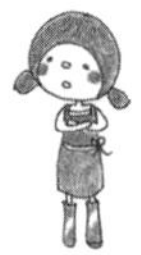

飲食西化——餐車與平底鍋運動

其實早在東京奧運之前，日本人的生活中就已經撒下離不開油飲食生活的種子了。

日本脫離戰後的飢荒，不再缺乏食材，接著政府主導在這之前少見的增加油類消費的運動。

一九五六年，「餐車（營養指導車）」開始周遊日本全國。

美國的小麥聯盟免費提供餐車給日本，為了能夠現場料理，改造了大型巴士，讓營養師乘坐，然後實際進行西方風格的料理秀，日本人這在之前沒有這樣的習慣，也幾乎沒有人看過。

這是移動型的料理教室，初次見到的西方風格料理相當受歡迎，從一九五六年開始的五年間，在日本全國兩萬個會場（每年四千次）舉辦，工作人員高達兩百萬人，是一項大規模的活動。

美國提供了餐車資金，條件是必須使用小麥及大豆。雖然名目上是支援日本復興，實際上是想開拓美國產剩餘穀類的市場，將日本人培養成使用小麥的消費者。

而且美國政府還舉辦「麵包業者技術講習會事業」，光第一年就在日本全國兩百個地方舉辦，培育出一萬名麵包師傅，並舉辦麵包祭等大規模宣傳。活動很成功，小麥的麵包文化因而廣為流傳。

學校營養午餐也會提供麵包，這是美國小麥策略的一環，要讓日本人從小除了接觸稻米，並習慣以麵包為主食，而成果非常成功。

另外，一九六一年時，厚生省提倡「一日一次，用平底鍋製作油類料理」的運動。此營養指導的目的是增加日本人不足的油脂類與肉類等動物性蛋白質。

營養改善普及會積極致力於這些運動，該會會長近藤年子在某次訪談時，聊到當時的實際狀況。

> 我一路致力推廣「一日用一次平底鍋的運動」。
>
> 當初這項考量的起點是「攝取更多油脂」。第二次世界大戰後，日本進入

缺乏稻米、人人飢餓的時代，GHQ*配給的砂糖卡路里相當於稻米。當時在厚生省工作的我抗議，強調對日本人而言，米飯才是主食，砂糖則是調味料，但再怎麼抗議，對方仍不接受這種文化上的差異。

此時我注意到油。在相同重量下，米為四千卡，油就有九千卡。我注意到這件事時，心想「油真是厲害！」而我思考著只要攝取油，沒有米也沒關係時，就想到「使用平底鍋，多攝取點油」的運動。雖然我在日本全國各地推廣使用平底鍋做菜，但一開始相當辛苦。我在青森對主婦說「請各位拿著平底鍋來集合」時，雖然主婦們有到現場集合，卻兩手空空。這是因為每個人都不知道「平底鍋是什麼」。在當時，沒有家庭做菜時會用到油。（日本植物油協會網站）

油類料理在此之前並不普及，年輕人比較不會有排斥感、能夠接受，因此似乎也舉辦了以年輕人為主客群的活動。一九六一年時的年輕人出生於戰後嬰兒潮，也就是日後世人稱為「團塊世代」的族群，當時他們約十二到十四歲左右。在食慾旺盛的成長期，日常飲食生活就會吃下油脂，初次體驗這些的日本人就是團塊世代。

現在油脂與平底鍋仍為廚房的主角，這是美國政府飲食西化策略的一環，同時在日本政府的主導下，自一九五五年左右就開始推廣。當時無論是外行人還是營養師，都認為小麥、油脂及動物性蛋白質為重要的營養素，為了國民健康要盡力普及。當時日本的飲食情況，與戰勝國美國的許多狀況糾結在了一起，因而造就了「飲食西化」。

這項活動的確有做出成果。這項運動開始於一九六一年，當時每人每日的

＊註：GHQ，指駐日盟軍總司令，是二戰後為執行美國政府「單獨占領日本」的政策，麥克阿瑟將軍以「駐日盟軍總司令」名義在東京都所成立。

脂肪平均攝取量為二五・八公克，十年後的一九七一年大量增加到四八・七公克，幾乎倍增。之後也持續增加，到了一九九五年，已經達到六〇公克的頂峰。

開始這項運動之前的漫長歲月中，日本人並不習慣常吃高脂肪的油類與肉類。肉類加上蛋類及乳製品普及後，不只是脂肪，日本人才開始經常接觸魚類以外的動物性蛋白質。

日本人在這之前的飲食生活長期以米飯、蔬菜、魚類為中心，但因為戰敗後糧食缺乏，在其後三十年的短時間內有了劇烈的改變。同時，日本人的體格變得較高大，壽命也有飛躍性的增長，但另一方面，之前沒出現過的各種過敏，以及癌症、高血脂症、糖尿病、腦梗塞等生活習慣病患者也持續增加。

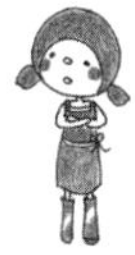

大阪世界博覽會催生了家庭餐廳與速食

一九六四年，象徵戰後復興的東京奧運成功落幕，日本成功登上世界舞台，之後僅過了六年，在一九七〇年大阪府吹田市的千里丘陵上，日本世界博覽會（通稱「大阪萬博」）盛大開幕。從三月到九月的半年間，入場人數高達六千四百萬人（其中外國人占了一百七十萬人），也就是日本民眾每兩人就有一人入場參觀。入場人數甚至高於四〇年後二〇一〇年的上海世界博覽會，有史上最多參觀人數的光榮紀錄。由此可知當年大阪萬博盛況空前的景象。

當時我還是國中生，無法前去朝聖，只能在家對著電視乾瞪眼，同學中有位朋友在大阪有親戚，因此他去了兩次，讓我羨慕不已。

在舉辦大阪萬博的一九七〇年，決定了之後油類過多的飲食生活，誕生了新的飲食型態，可說是新紀元的一年。

最具有象徵性的，就是總公司在福岡的Royal（現Royal Host），它在大阪萬博會場的美國館經營牛排屋，是萬博營收最高的店鋪。Royal的成功，帶動其後以肉類料理為中心的餐廳熱潮。

同時，肯德基也是第一次在萬博登場並廣受支持。肯德基的酥脆炸雞用獨家祕方調味過後下鍋油炸，大受民眾喜愛。三菱商事看到這股人氣，便出資一半的金額，在日本成立、經營肯德基株式會社。

大阪萬博閉幕後僅過了兩個月，第一間肯德基選在愛知縣名古屋市開幕，但以失敗收場。與萬博會場不同，店鋪的地理位置不佳，加上一般民眾對肯德基認知度低而導致這種結果。

隔年的一九七一年，肯德基在神奈川縣的江之島店一舉獲得成功。一九七二年十月，當時八十二歲的肯德基爺爺初次來到日本，隔年一九七三年十月開始出現在電視廣告上，到了十二月，第一百間分店在東京赤坂開幕，以只有高額資本的組織才能辦到的速度，快速增加店鋪數量。

在日本舉辦的大阪萬博，讓日本透過這項盛事接觸到世界，之後深入日本人生活的，就是從美國遠渡而來的牛排脂肪，與炸雞油脂。

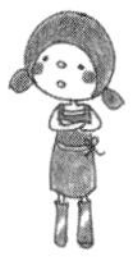

油脂混合飲食時代的開幕——家庭餐廳與麥當勞

從前日本外食還很特別，讓這個特別的外食轉變成大家都習以為常的契機，就是舉辦大阪萬博的一九七〇年，與隔年一九七一年逐一誕生的家庭餐廳先驅SKYLARK GROUP，以及速食店代表麥當勞。外食成為生活的一部分，正式拉起了充滿魅力的油脂混合飲食生活的序幕。

大阪萬博的隔年，也就是一九七一年，日本第一間麥當勞在銀座三越百貨一樓盛大開幕。

雖然現在麥當勞作為低價及垃圾食物的代表而受到嘲弄，開幕當時可是從美國渡海而來的時髦高級食物。在國鐵（現ＪＲ鐵路）最低車票費用為三十日圓（約新台幣九元）的時代，漢堡要八十日圓（約新台幣二十四元），起司漢堡要一百日圓（約新台幣三十元），大麥克要兩百日圓（約新台幣六十元），薯條要七十日圓（約新台幣二十一元），我們可因此得知當時的速食是與現在不同的高級食物。

來自美國、用手抓的飲食型態，給予當時人們很大的衝擊，即使價格昂貴，排隊的人潮卻從未停歇，相當受歡迎，因此麥當勞開始在日本全國開分店。一九七五年，麥當勞第一間店開幕四年後，日本全國營收就突破一百億日圓。我在這兩年後進入社會，拿到的第一分薪水為十萬日圓，因此常會去吃學生時代因昂貴而無法光顧的麥當勞。大麥克、鱈魚堡一個個放在彩色的塑膠容器中，我還會點薯條，飲料通常是點可樂。每次品嘗我都覺得相當美味。我也成為油脂混合飲食俘虜的其中一人。

麥當勞必點的漢堡及薯條組合就是油脂混合食物。不只是肉的油脂，用油炸過的薯條具有魅惑的魔法，一一俘虜了小孩及大人。雖然薯條會讓人以為是在吃馬鈴薯，其實我們只是被表面的鹽與炸油組合的魔力給魅惑了。

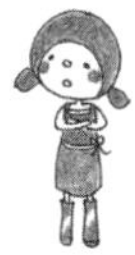

占據廚房的垃圾油

我在一九五六年出生，所以實際體驗過這些變化。

我小學時營養午餐的主食是麵包和乳瑪琳，家裡配菜是用油炒的，還有淋上美乃滋的生菜沙拉。成為食慾旺盛的國中生後，我會泡泡麵當點心或消夜。進入職場後，則會去家庭餐廳或速食店。我喜歡豬肉的油脂及油炸食品，所以都會點相關料理。我在成長過程中，不知不覺間被油脂的魔力所魅惑。

這種情況，不是只出現在我身上而已。與我同年代出生的人，都共同體驗過這種過程，而在我之後的世代，自出生起，就很理所當然地接觸充滿油脂的飲食。

而現在，油脂更是席捲了各大食品市場。

電視會播放走訪日本各地尋找新鮮食材的節目。珍貴的蔬菜或只能在當地捕獲的新鮮魚類，每種食材看起來都很美味，令人垂涎三尺，想大口品嘗。主持人會在當地的旅館、寬闊宜人的高原、漁港等地開始料理，但幾乎每次都會用沙拉油做天婦羅或油炸食品。

NHK的老牌料理節目《今天的料理》（きょうの料理），或其他頻道都有料理節目介紹做菜方法，每次登場的食譜幾乎都會用到「沙拉油」。

另外，最近有機餐廳也很流行提供使用天然栽培、無農藥的有機蔬菜製作健康料理。我也上門用過餐，雖然店家都是使用嚴選食材，但幾乎每間餐廳都很若無其事地在用對身體不好的植物油。

提供「美味」的餐廳，有規定的成本，會在其範圍內選擇食材及調味料的品質。蔬菜等生鮮食品會因氣候變化而使價格有變動，進貨的價格都會有一定程度的調幅，然而調味料及油類等業務用產品，就容易選用低價的。就算是要預約才能吃到的人氣餐廳，廚房也擺著業務用沙拉油或橄欖油罐，這個畫面很令人惋惜。

從二次大戰後開始入侵餐桌的油類，如今已成為日本人在各種飲食上不可或缺的材料。

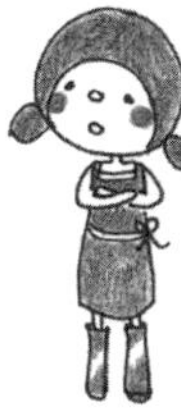

第5章

油脂過量導致的三大悲劇

——少子化、壽命減少、失智症與危險的油

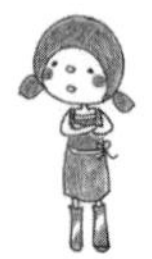

日本現在進行式的三大悲劇

二次大戰後過了幾年，日本的飲食開始西化，日本人也從這個時候開始大量攝取以前並不習慣的油脂。

一九六〇年時，日本每人每天約攝取二五公克左右的油脂，到了一九九五年已經增加二・四倍，每天攝取量為六〇公克。

現在日本人口有八成都出生於二次大戰後，幾乎所有日本人都是被油脂混合食物給養大。

結果，沒有人料到大規模的悲劇已然成形。過度攝取危險油類而導致的悲劇，大致上可分類為「少子化」「壽命減短」及「失智症」。

本章節中會談到，這數十年來急速增加的油脂料理，使日本人的身心發生了哪些變化。

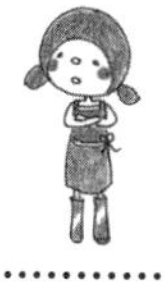

少子高齡化的原因之一就是吃太多植物油

充斥油脂食品的日本正在發生的悲劇之一，就是少子化。

二〇一六年，日本人口的出生數為九十八萬一千人，自一八九九年開始統計起，第一次低於一百萬人。六十五歲以上的高齡人口有三千三百萬人，占總人口的二五%，每四人中就有一位是高齡者。

戰後第一次嬰兒潮，一年內有兩百五十萬人出生，這些團塊世代成為六十五歲以上的高齡者，一口氣提升了高齡人口數。一九七三年前後的第二次嬰兒潮被稱為「團塊新世代」，每年也有兩百萬人的出生數。按照這個發展，二〇〇〇年左右要出現第三次嬰兒潮才是自然的發展，但第三次嬰兒潮並沒有發生，當年出生人數為一百一十九萬人，少子化成為重大問題。

如果持續少子化，而政府又沒有訂定任何對策，日本的人口就會繼續減少，邁入超高齡化社會。專家指出，不斷增加的社會保險費、醫療費，將使國家財政出現漏洞，不過這並非我的專業，所以不多加探討。

少子化的原因有許多種說法，其中包括社會系統面的問題，但我懷疑原因之一，或許與植物油有很大的關聯。

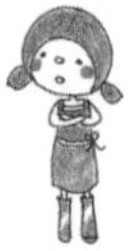

少子化與精子減少——油脂世代的誕生

數位原民（Digital native）指出生之後在電腦及網路環境下成長的人。我在前幾天的電視中，看到小學低年級的女孩子利用平板查詢數學作業的答案。雖然這一幕讓我相當吃驚，對數位原民世代卻是習以為常的光景。一九八〇年代以後出生的人，就是數位原民。

我仿效數位原民的稱呼，將出生之後就習慣食用油脂食品的世代稱作「油脂原民（Oil native）」。

第二次世界大戰過後，一九四七年至一九四九年嬰兒潮所誕生的世代，出生後是吃著少油的日本傳統食物長大，到了成長期後，則經常食用沙拉油及美乃滋等油類。

團塊世代的結婚潮，使得一九七一年至一九七九年出現第二次嬰兒潮，在這段期間誕生的世代，稱為團塊新世代。這個世代誕生之後，家庭已經有在用油，外食也很普遍地吃著油脂混合食，在這種環境下成長的人我稱之為「油脂原民」。

這些油脂原民從出生起，不論在家用餐或外食，都理所當然吃著油脂混合食物。上一個世代，幾乎沒有出現異位性皮膚炎，以及與成人病相同症狀而命名為小兒成人病的肥胖、高血壓、脂質異常（高血脂）、心肌梗塞、糖尿病等疾病，這個世代是首度有兒童罹患這些疾病。原因雖然是因為飲食西化，但其實這些料理對他們而言是出生後就吃習慣的「日本料理」。

一九七〇年代出生的油脂世代，在一九九〇年代處於適婚年齡，原本應該會引發結婚潮及嬰兒潮，結果卻沒出現。應該說，甚至有晚婚及未婚的問題。有專家指出，不孕原因之一的精子減少、草食系及絕食系等對異性關心薄弱，性別特質多樣化的原因，就出自植物油。

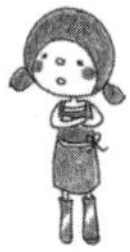

日本男性的精子數全球最低

根據二〇一四年人口動態統計，每位女性一生中會產下幾名嬰兒的總和生育率（Total fertility rate）為一・四二，可看出日本少子化問題相當嚴重。政府為了因應此現象，設定出生率一・八的目標，也為了在二〇二〇年代後半達成，訂定生育補助策略，不過光是待機兒童問題*，就讓人對是否能達成目標，抱持悲觀的看法。為了生育問題，當務之急是改善社會制度及各地設施，不過在少子化的背後，還潛伏著另一個根本性的問題。

在日本，每六對夫婦就有一對有不孕的問題。說到不孕的原因，男女各占五〇%，基本上必須各自接受檢查、採取行動，而接受不孕治療的夫妻每年都在增加。若不孕的原因為女性，大多是荷爾蒙或子宮出了問題；若為男性，大多是精子數量或品質出了問題。

各先進國家不孕症的人數有增加的趨勢，其中最大的特徵之一，就是男性

*註：指日本因托兒所數量不足，幼兒無法就讀的狀態，許多母親得因此辭去工作，在家專心照顧小孩。

精子數減少。英國某項讓人震驚的報告指出，過去半個世紀，該國精子數下降至一半，而在一九九〇年代後半，各國開始重視這個問題。精子濃度、精液量、運動量每項都在顯著減少，這是世界共通的調查結果。

日本也一樣，男性的精子數量顯著減少，二〇〇六年五月的《讀賣新聞》，就以「精子數量，日本是最後一名，『日歐共同研究　芬蘭的六成』」為題，報導日本的狀況。

即使政府支援生育，充實社會制度及設施，打造容易養兒育女的環境，如果無法生出最重要的小孩，那就沒有意義。找出女性子宮或荷爾蒙問題，以及男性精子減少的原因，才是當務之急。

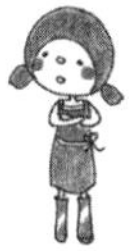

精子減少的原因是什麼？

有一派說法提到，精子減少的原因是受到環境荷爾蒙的影響。環境荷爾蒙的正式說法為「外因性內分泌干擾素」，是對內分泌（荷爾蒙）系統造成負面影響的化學物質，而戴奧辛就是代表性的環境荷爾蒙。

戴奧辛會導致胎兒畸形，是代表性的環境荷爾蒙，也是破壞地球生態系，讓人恐懼的物質。戴奧辛有段時期成為大眾焦點，日本也在一九九八年選為新語、流行語大賞，媒體更是大肆報導。我們已經曉得環境荷爾蒙的代表戴奧辛，是一般家庭垃圾中含氯的垃圾（聚氯乙烯、漂白紙、鹽、醬油、海水等）在焚化爐中低溫燃燒時所產生，由於改用高溫燃燒的策略奏效，現在已經很少提出來討論。

不過，現在仍無法停止精子減少的現象。目前已經知曉，除環境荷爾蒙也就是戴奧辛，還有其他原因。

利用白老鼠及豬隻進行動物實驗後發現，「芥花籽油及氫化植物油」會干擾性荷爾蒙，與環境荷爾蒙相當。芥花籽油是沙拉油及芥花油中賣得最好的調和油主成分，氫化植物油則會用於乳瑪琳與酥油。

日本油脂研究先驅的奥山治美博士，統整五十年研究的著作《植物油真的危險 其毒性與環境荷爾蒙作用》（本当は危ない植物油 その毒性と環境ホルモン作用。角川 one theme 21 出版），就提到了以下內文。

「確實有許多植物油脂已證明對實驗動物造成『環境荷爾蒙作用』。從量與作用的觀點看來，我認為這是比戴奧辛還要更嚴重的問題。這件事與現在少子化、男性精子數的減少息息相關。」

其中也提到，具有環境荷爾蒙作用的植物，包括以油菜籽為原料的芥花油，以及氫化植物油（乳瑪琳、酥油）。

日本男性的精子從一九七〇年代開始減少，此時變化最大的就是飲食生活。在這之中，植物油攝取量的增加更是引人注目。

這是因為一九七一年油菜籽進口自由化而引發的現象，加上一九六一年黃豆已經可以自由進口，調和植物油的主原料齊全，能大量生產便宜的沙拉油，使每個家庭及食品產業都變得能消費得起。

不過，原本用來點燈的油菜籽有引起甲狀腺肥大的毒性物質，亦含有容易在心臟堆積的脂肪酸，並不適合食用。一九七八年，加拿大的研究員將油菜改良成新品種，研發出幾乎去除所有毒性的油菜，在加拿大稱為芥花種。

當時加拿大的煉油能力並不優秀，具有優秀煉油能力的日本成為主要的輸出國。荷爾蒙沙拉油及芥花油以芥花為原料製作，有環境荷爾蒙疑慮，但在日本卻逐漸普及起來。

根據調查，十八歲至二十五歲男性，一CC精液所含有的精子數在一九七〇年代約有六千五百萬個，一九八〇年代約有六千三百萬個，一九九〇年代減少到五千七百萬個。油脂世代誕生後，精子量年年下滑，不得不讓人認為，這個現象與一九八八年菜籽油生產量超越大豆油的情況相符。

芥花油的環境荷爾蒙不只讓性荷爾蒙無法正常運作，降低生殖機能，也影響到各種性能力，以及降低對異性的關心，就生育問題來說，這就關乎到人類的存續問題。如果動物無法留下子孫，就會瀕臨絕種。

從對戀愛欲求低落的「草食系」，到最近對戀愛沒有任何興趣的「絕食系」增加，我強烈懷疑，此種現象除了精子減少以外，是因為過度食用植物油引發的性荷爾蒙干擾作用所導致。

精子減少是先進國共通的問題。高度經濟發展的中國、印度等地區人民的飲食生活，也正步上日本飲食西化過度攝取油脂的後塵，讓人擔心其未來。

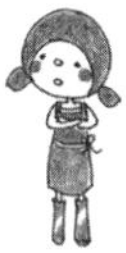

油脂世代的跨性別現象——性別認同障礙與植物油

曾經有人指出，生殖以外的「性」，也與植物油含有的環境荷爾蒙作用有關。二〇〇一年播映的日劇《3年B班金八老師》第六季，上戶彩所飾演的性別認同障礙學生是個有衝擊性的角色，之前沒什麼人知道性別認同障礙，現在已變得較廣人為知。

這齣連續劇播出之後，跨性別（指出生時所診斷的性別與自己認定的性別不一致）的問題浮上檯面的例子增多，社會大眾也比之前更加關注，但這些人的煩惱並沒有獲得解決。自己認定的性別與肉體性別不一致有多痛苦呢？實際上大多會引發憂鬱症、異常不安、精神疾病等狀況，我們無法體會這種痛苦。

雖然與性別認同障礙不同，我曾在三十年前讀過幾本書，裡頭同性戀的文章讓我印象深刻。德國在第二次世界大戰遭受空襲，當時孕婦所生下的孩子有許多同性戀，有一種說法推測是懷孕時感受到強烈壓力所導致。雖然這只是假設，卻讓我留下深刻的印象。我能夠輕易想像得到，懷孕中母親所受到的壓力會對胎兒造成何種影響。

我在學習油類知識時，了解到植物油含有的環境荷爾蒙有相同的作用，特別對性荷爾蒙的影響相當顯著，有人指出，那也是造成精子減少及子宮內膜異位症等的原因。

說起來，佛羅里達州青蛙生殖異常的原因，推測是附近農藥工廠所流出的DDT（有機氯殺蟲劑）所導致。其後的研究也發現，在日本出現許多螺類、貝類、鯉魚生殖器異常或雌雄同體，對生殖與性別產生負面影響，儼然成為一大問題。

一般男女的性別在胚胎內就已經成形。受精時染色體會重組，XX染色體為女性，XY染色體為男性。男性腦、女性腦的形成，決定於在胚胎內所接觸到的性荷爾蒙。若是男孩，胚胎受精後會立即（二到三週）形成精囊，之後會接觸到男性荷爾蒙（睪固酮）而形成男性性器官。之後，也會在子宮內接觸到母親所產生的女性荷爾蒙（雌激素）。然後出生前會接觸到母親產生的男性荷爾蒙（睪固酮），以決定大腦的男性化。目前尚未釐清性別認同障礙的原因，不過最近有人提出，子宮內接觸性荷爾蒙的方式有問題，以及出生時肉體與大腦性別不一致的跨性別，或許就是原因。

從這個假設思考，現代人時常食用的植物油，與干擾性荷爾蒙的環境荷爾蒙有相同作用，因此會影響孕婦及胎兒的性荷爾蒙，這種看法或許比較自然。

我懷疑，出生後隨即接觸沙拉油或芥花油的油脂原民第二世代，是跨性別問題顯性化的原因。

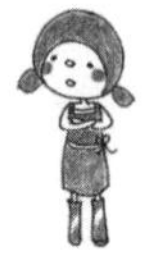

沖繩的壽命減少現象延燒

油類所引發危害健康的第二個悲劇是短命。

過去，沖繩人的長壽受到全世界的關注。二〇〇一年五月出版的《THE OKINAWA PROGRAM》，介紹了沖繩的長壽現象，這本書在美國成為暢銷書，《紐約時報》也介紹「這本書說明沖繩人為何會長壽」。作者是沖繩國際大學教授，也是擔任沖繩長壽科學研究中心的鈴木信所長，還有沖繩縣立看護大學的講師雷格・威爾科克斯（Craig Willcox）（當時的職稱）。

然而近年來，沖繩卻產生了異變。

二〇一三年三月五日，NHK播放了報導型節目《Cross up現代》，以「沖繩長壽崩壞的危機～逼近日本的『短命社會』」為題，提到具長壽縣市第一美稱的沖繩，居民壽命正急速減短中，並邀請專家進行分析。

「以往，沖繩縣居民以日本第一長壽為榮。今年度發表的日本各縣市平均壽命，女性為第三，男性則後退到三十名。長壽縣市沖繩的風光不再，備受衝擊。」

雖然男女排行上的差異相當大，不過六十五歲以下的男女差距不大，也有許多女性的過世年齡偏低。節目提到，因當地有美軍基地而引發飲食變化。五十年前在沖繩發生的劇烈轉變，就是「飲食西化」。

沖繩傳統飲食以地瓜、蔬菜、海藻、魚類為中心，每年會吃數次豬肉，調味方式以鰹魚高湯、昆布及少鹽為主，是典型的長壽飲食。自一九六〇年代美軍駐留後，漢堡、牛排、炸雞、炸薯條以及可樂等高脂肪、高卡路里、高糖分的飲食文化深入當地，肥胖與生活習慣病患者增加。一九六〇年代正值成長期的世代，正好接觸到飲食生活的劇烈改變，當這些人步入中高年，生活習慣病就浮上檯面，其中容易導致死亡的心肌梗塞及腦中風患者增加，可說與平均壽命急速下降及年輕世代短命有關。

以往能維持長壽的，是喜歡吃、持續吃傳統飲食的六十五歲以上高齡人士。在節目中登場的多位專家，預測沖繩因飲食西化而引發的短命現象，日後會擴及日本全國。

節目中強調，控制油類以及進行飲食生活指導可作為對策，同時也可讓兒童透過學校營養午餐習慣沖繩傳統飲食，並了解蔬菜飲食的重要性。節目到此就結束了。

一九六〇年代在沖繩發生劇烈變化的飲食習慣，十年後更出現在日本本島。那就是我在第 4 章提到的，一九七〇年代，以大阪萬博為契機的飲食習慣的西化。以往不曾出現的油脂混合食物，入侵了我們的生活。

加入日本人習慣飲食之中的，不只是漢堡、炸薯條，還有麵包、奶油、牛肉蓋飯、日式炸雞塊、炸仙貝、洋芋片、美乃滋等高脂肪食物，而蛋糕、點心、可樂、果汁等也提升了人們對砂糖的攝取量。整個日本儼然成為「短命飲食」的俘虜。

實際上，日本其他縣市也發生與沖繩相同的現象。位於東京交界處的山梨縣棡原村（現為上野原市棡原），就發生多起白髮人送黑髮人的案例。不幸的孩子比父母先走了一步。

棡原村因長壽而聞名，是個位於山裡的村莊，村內有許多山坡地，無法耕田、種植稻米。村民的主要飲食很簡單，以番薯及雜糧為中心，來回於山坡間務農時也能自然鍛鍊身體，因而成為長壽村。這個地區的交通並不方便，可說是陸地上的孤島。不過，這個村落在一九五三年開通道路，交通變得便捷許多，也能輕易買到許多商品及都會常見的食物。

新世代果然都會受到嶄新飲食文化的吸引。這個變化過了二十年，出現了逆轉現象，習慣以往簡單飲食的老一輩仍然長壽，改變成都會飲食的兒孫世代卻比父母更早過世。這種情況與沖繩的現象一模一樣。

古守豐甫醫師在棡原村度過十幾年診療生活，於一九八六年推出著作《長壽村短命的教訓——從醫療與飲食觀看棡原的六十年》（長寿村・短命化の教訓——医と食からみた棡原の60年），這本書就提到了這個村落所出現的壽命減少現象。

我閱讀此書時感到十分震驚，並與教導「牙齒咬合與全身」為學習解剖學一環的M教授實際走訪現場，品嘗以蔬菜、根莖類、淡水魚為主的「長壽飲食」。

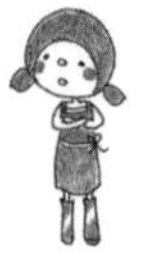

飲食變化與壽命減少

劇烈變化的飲食生活所引發對健康的危害，並不只有發生在日本而已。南太平洋東加王國也發生同樣原因的壽命減少現象。

原本東加王國的傳統飲食為根莖植物及海鮮類，由於濫捕導致海鮮類數量急速下降，因而改吃紐西蘭及澳洲的羊肋條，及粗鹽醃牛肉等進口糧食，結果，罹患糖尿病等生活習慣病的人數劇增，現在每四人就有一人為生活習慣病所苦。果然，傳統飲食變更成高脂肪的「西式飲食」會引發壽命減少現象。

沖繩、桐原村、東加王國的情況，都是由傳統飲食急速轉變為高脂肪飲食而引發的「壽命減少」。

沖繩在一九六〇年代飲食急速變化後，於二〇一三年發表的平均壽命快速下降，因此我們可以預測，晚了十年在日本本島出現的飲食變化，會在二〇二三年左右，使日本人整體壽命急速縮減。支撐當今平均壽命的後期高齡人士人數自然減少，而下一個世代，在成長期就接受油脂混合飲食的洗禮，這些團塊世代及下一代，都是出生後就被油脂包圍的「油脂原民」。

脂肪酸（油）具有毒品般的魔力，我們很難壓抑渴望，不去碰觸這種營養素。尤其如果是在兒童時期就接觸高脂肪飲食，大多人在長大成人後就會繼續食用。我們必須盡早訂定對飲食及油類的對策，整個社會有意識地一同動起來，否則日本將無可避免地失去長壽國的寶座。

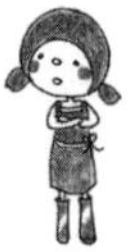

亡國的「失智症」肇因於沙拉油

就算有人能幸運逃過壽命減少的魔爪，之後還可能罹患失智症（包括阿茲海默症）。這就是三大悲劇的最後一項。

最近時常能聽到「健康壽命」這句話。「健康壽命」的定義為，「沒有因健康問題影響日常生活」，也就是不須他人照顧也能自立生活。

即使步入老年，也能自己照顧自己，不給任何人添麻煩，健康地過著長壽生活，直到死亡，這是每個人都期望的老年生活。

不過，生老病死是自然的真理，只要年紀一大，疾病就會找上門。所謂高齡化社會，就是有許多病人的社會。

目前，罹患失智症的人數正不斷在攀升。失智症是重大疾病，不只本人，也會增加家人負擔，造成老人照顧老人等社會問題。

沙拉油含有許多亞麻油酸，使得女兒異位性皮膚炎重新復發。我們遠離沙拉油後，開始少量食用富含 ω-3 的亞麻籽油與紫蘇油，過了幾年的少油生活，到了二〇一二年的某天，我在職場隨興閱讀的周刊雜誌報導上看到了令人吃驚的書名——《沙拉油會殺死大腦》（サラダ油が脳を殺す。山嶋哲盛著，河出書房新社出版）。

沙拉油的主成分是亞麻油酸，過度攝取會對身體各處造成傷害，這點我已經有所體驗，也熟悉相關知識，不過，這本書證明了亞麻油酸會對大腦造成影響，讓我大開眼界。

書中提到「加熱沙拉油所含有的亞麻油酸會產生神經毒素 4-羥基壬烯醛，這種物質一旦囤積在體內，會造成細胞膜連續性的壞死，並導致腦細胞損壞，之後會發作失智症，最終殘害大腦」。看來導致失智症的原因就是沙拉油。

作者山嶋哲盛是全球極富盛名的腦科學研究員，當時以日本金澤大學腦神經外科專科醫師的身分進行診療，是位臨床醫師。

我閱讀了此書，了解到油類與失智症有所關聯時，寫了封電子郵件給山嶋醫師，之後馬上收到附有大量資料的回信。之後我得到機會，可以直接向醫師學習油類與失智症的相關知識，例如聽演講。

失智症是大腦神經細胞逐漸壞死的「退化性疾病」，阿茲海默症也是失智症的一種。

神經毒素 4-羥基壬烯醛，是高溫加熱亞麻油酸所產生的。沙拉油及芥花油等精煉植物油，加工過程中需要用兩百至兩百五十度的高溫加熱處理，出貨時已經含有 4- 羥基壬烯醛。將此沙拉油或芥花油用於快炒，油炸再度加熱，又會產生更多神經毒素，而人們就在不知不覺中持續吃進這些物質。

現在的醫學並沒有根治失智症的方法，也缺少治療方法，所以是很麻煩的疾病，必須重視罹患人數增加的問題。

最近不只高齡人士，年輕型失智症患者亦在增加。幾天前我在電視上看到一個報導節目，一位五十多歲母親罹患了年輕型失智症，由三十多歲的獨生女看護。為了空出時間看護母親，獨生女犧牲了自己的自由與將來的夢想，辭掉公司工作，改從事打工，但收入減少使得生活困苦，這件事讓我感到心疼。

山嶋醫師說「失智症為亡國病」，呼籲大眾必須及早制定對策。

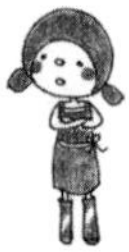

植物油的累積性危害

我到目前提到的，主要是亞麻油酸的攝取「量」，由於加熱的亞麻油酸是導致失智症的主因，其「品質」也是一大問題。

只要是含有亞麻油酸的油類，在加工過程經過高溫加熱處理時，都有危險。每個家庭長年使用的沙拉油，以及近年來銷量頗佳的芥花油，都含有高溫處理過的亞麻油酸。從這點看來，經過高溫加熱處理的植物油，是絕對不可以食用的油類。

一般認為，失智症的潛伏期長達二十年到三十年。發病點在六十五歲過後會急速增加。

縱使長期食用沙拉油的人不一定會得到失智症，但只要不戒除沙拉油，發病原因的4-羥基壬烯醛就會在體內累積，提升發作的風險。我們應該在注意到的時候立即戒除沙拉油，只要這麼做就能降低發作的風險。

我過著不碰沙拉油的少油生活超過十年。然而，我從兒童時代就開始油類飲食生活，這期間遠大於少油生活的時間，使得我對將來仍抱持著不安。

考量到最近罹患年輕型失智症的患者增加，油脂原民的年輕人必須盡早開始少油生活。不管各位現在幾歲，只要注意到這點，並立刻做出改變，就是最重要的。

這個問題指出了大多市售植物油的危險性，所以在媒體報導上是個禁忌。甚至連加熱亞麻油酸產生的毒素「4-羥基壬烯醛」都沒有被廣泛報導。但我相信，很快地，人人都會曉得預防失智症的關鍵是什麼。

日本現在幼兒世代的異位性皮膚炎人數比增加，生育世代的精子數減少等不孕症增加，中高年人口則因生活習慣病而導致短命，高齡世代則是罹患失智症人數增加的問題。

這種情況背後的原因就是過度攝取油脂，其中尤其是植物油所造成的危害。

我到目前為止所講解的油脂相關問題，究竟是事實，抑或只是誇大其辭，就交給各位讀者去判斷吧。

若各位判斷我所講的是真實，或接近真實，那就盡早改變飲食生活吧。

我們在日常生活中都伴隨有危險的油脂，無法逃離這種環境。重要的是，注意到這個事實，盡早開始少油生活。

我們夫妻倆及女兒因異位性皮膚炎而認識到植物油的恐怖，藉由改變油類，經驗到自己身體的變化。或許各位讀者實踐少油生活後，身心也能有所變化。

當你發覺出現正面的變化，一定能夠開心過著少油生活。

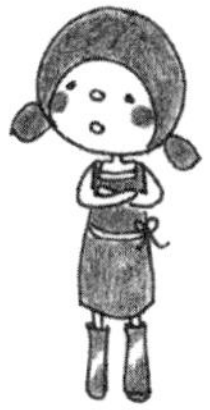

第6章

吃好油，不吃壞油

——教你怎樣選對油

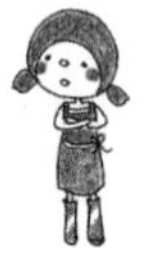

分辨壞油與好油

想必各位讀者讀到這裡，已經了解油類所具有的危險了。

本書的第1章到第5章為「揭發問題篇」，本章節開始為「對策篇」。我們如何在日常生活中面對這些危險的油呢？要怎麼做才不會過度食用危險的油呢？我將告訴各位實行的方法。

我的方法就是在開頭第1章說明的，為了治好異位性皮膚炎而實踐的「斷油生活」「少油生活」。開始這種生活前，我先整理陳述至今的重點，讓我們重新複習「可食用的油」與「不可食用的油」的基礎知識吧。

首先是「不可食用的油」。

（一）含有大量「亞麻油酸」的油

過度攝取亞麻油酸會在體內生成炎症物質，引發過敏、糖尿病、心臟病、腦中風、癌症及憂鬱症等疾病。

【應對法】不可食用沙拉油、紅花油、葵花油、大豆油、芝麻油。

（二）含有加熱過「亞麻油酸」的油

食用油加工過程中，亞麻油酸經高溫處理會產生4-羥基壬烯醛，這種物質會引發憂鬱症或失智症。

【應對法】調理過程會加熱上述的植物油，所以有雙重危險，應絕對避免食用。

（三）以芥花籽為原料的油

沒有食用上的安全證明，經動物實驗發現會減少精子數及縮短壽命。已經有專家警告，此種油類不適合食用。

【應對法】避免食用芥花油。

（四）含有反式脂肪酸的油

用加工植物油所製作的乳瑪琳、低脂奶油、酥油都含有反式脂肪，全世界各國已有管制。

【應對法】避免食用乳瑪琳。

（五）棕櫚油

棕櫚油為降低反式脂肪的加工食品，消費量大增，卻有引發大腸癌及糖尿病的高風險。

【應對法】避免食用棕櫚油。

（六）加工食品的「植物油」或「植物油脂」

就像本書開頭所提到的，加工食品的包裝上會標示「植物油」「植物油脂」，含有許多看不見的「隱藏油」。日本沒有規定食品要標示出油類成分的義務，所以我們通常不曉得這些油的真面目。或許是沙拉油，也或許是棕櫚油，又可能含有芥花油。無論如何，「企業努力」控制成本而使用便宜的油種，是錯誤的行為。

【應對法】仔細閱讀商品說明，避免食用標示有「植物油」或「植物油脂」的商品。

要請各位讀者特別注意的是（四）「反式脂肪」與（五）「棕櫚油」。

反式脂肪是將氫氣加入液狀植物油凝固過程中所產生的物質。這種物質會增加罹患狹心症或心肌梗塞等冠狀動脈心臟疾病的風險，美國食品藥品管理局（FDA）已於二〇一五年六月發布，須在三年內禁止將此物質添加至食物內。其他像是丹麥、瑞士、奧地利、加拿大、新加坡，都有立法規範含量，而在香港、台灣、韓國、中國，則規定有標示的義務。

日本人的每日平均攝取量為〇・九公克，比起世界衛生組織（WHO）規範的每日二公克攝取基準要少，因此推測對健康影響不大，所以也沒有規定標示的義務。依行政的觀點來看，比起民眾的健康更偏向業界的利益，這也是無可奈何的。

乳瑪琳、低脂奶油、酥油具有特別多的反式脂肪，而麵包、蛋糕、爆米花、巧克力、洋芋片、玉米片、冰淇淋等食品多是利用這些材料製作。這些都是兒童及年輕人特別喜愛的商品，這些人的食用量都超過WHO基準值。我認為這樣很危險。

日本農林水產省注意到這種情況，在網路上公布以下言論。

「期望食品業者生產商品時，盡可能致力於技術性減少反式脂肪，以降低對健康造成的可能負面影響。」

這席言論相當官腔，卻有催促業者自主規範的涵義。

連鎖速食店及食品加工業等食品業者面對這番呼籲都急速採取對策，換成反式脂肪較少的油種，顯示有在自主性應對反式脂肪對策，強調用油的安全。

然而，拿來替代使用的油種雖標榜安全性，卻也有相當於反式脂肪的危險。

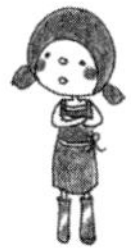

日本人每年吃下四公斤的棕櫚油

日本很少有家庭在使用棕櫚油，所以鮮為人知。不過棕櫚油常用於速食、油炸食物，而麵包、甜甜圈、薯條、蛋糕、餅乾、冰淇淋、泡麵等許多食品都會用到這種油，日本人平均每年會吃下四公斤的棕櫚油。

棕櫚油的材料是油棕果實（約四、五公分大小）果肉的部分，是一種半凝固植物油（與現在流行的椰子油為不同產品）。原產國主要為印尼、馬來西亞、泰國，同樣面積下的收成量為芥花的七〇倍，產量完全不同，每年收成量都很安定，因此栽培面積也增加。

棕櫚油又稱油棕油，主要用於製作肥皂，精煉技術提升後則製成食用油，在全世界廣泛消費，現在是全球產量第一的植物油。

棕櫚油在日本的消費量僅次於芥花油。社會大眾多把焦點放在乳瑪琳及酥油等反式脂肪的毒性上，而棕櫚油沒有添加氫氣也能半凝固且無臭無味，用途廣泛，最重要的是價格便宜，因此棕櫚油的消費量直線攀升。

不過，棕櫚油在各面向都被指出有危險性，是「危險的油」。

一般認為，亞麻油酸有罹患大腸癌的風險，具有少量亞麻油酸的棕櫚油卻同樣有致癌性。有實驗報告指出，比起食用亞麻油酸的白老鼠，用棕櫚油餵養的白老鼠，更容易得到大腸癌。

另外，現已確認棕櫚油也會降低血糖值，阻礙胰島素的機制，與糖尿病的發作有很高的關聯性。

甚至，在另一個實驗中，得到的結果是，用棕櫚油餵養白老鼠，比用芥花油、豬油餵養白老鼠，生存率異常低下。

日本農水省在網站「減低反式脂肪」頁面上的公告，如同要為這分報告背書般。

「美國農業部（USDA）公布的研究報告指出，食品業者不宜將棕櫚油視為健康的反式脂肪替代油種。」

棕櫚油是比反式脂肪還要危險的「隱藏油」。

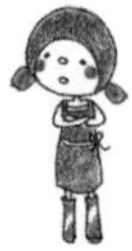

我們應該食用何種油？

各位讀者都很熟悉的油類中，大多被歸類為「不該食用的油」。

那麼我們應該用哪種油呢？在此，我重新整理應該食用的油，列舉如下：

（一）含有五〇%以上 ω-3 脂肪酸的 α-次亞麻油酸，沒有經過加熱處理而提煉的低溫壓榨油（Cold presses）。具體而言，就是亞麻籽油和紫蘇油。

（二）魚油（魚的 DHA、EPA）。

應該食用的油，其實只有這幾種而已。

所謂的少油生活，就是遠離含有大量亞麻油酸的壞油，改用含有較多 ω-3

脂肪酸的亞麻籽油及紫蘇油，少量食用魚油。

一般食材幾乎不含必需脂肪酸 ω-3 脂肪酸（α-次亞麻油酸、DHA、EPA），就算有，也相當微量，對人體不夠。為了補充這點，我們應該多吃含有五〇%以上 α-次亞麻油酸的亞麻籽油及紫蘇油，這些都是好油。

我們每天必須食用的亞麻籽油及紫蘇油約為一小匙。可加入沙拉中當沙拉醬使用、和納豆攪拌、混入番茄汁或蔬菜汁、加入味噌湯……變化相當多。

另外，亞麻籽油及紫蘇油雖然也含有一五%左右的亞麻油酸（ω-6），由於加工過程中是以低溫壓榨法製造，沒有經過高溫處理，因此不需擔心會產生神經毒 4-羥基壬烯醛。

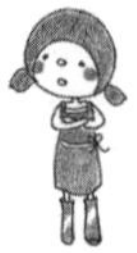

「橄欖油對身體很好」對嗎？

許多人知道我是植物油研究家之後，最常問我某個問題。

「橄欖油對身體有益嗎？」

許多人都覺得橄欖油健康又時尚，所以備受歡迎。日本晨間料理節目中，帥主廚演員下廚時就經常將大量橄欖油灑入鍋內。

地中海國度的民眾之所以很少罹患心臟病是因大量食用橄欖油，此種說法廣為流傳，使得全球掀起橄欖油的熱潮。

但是，受歡迎的橄欖油其實隱藏多種問題。

橄欖油的主成分為油酸（ω-9脂肪酸），含量高達五〇％到八〇％。這種油酸，會降低血液中ＬＤＬ膽固醇（壞膽固醇），能夠預防脂質異常及動脈硬化，有助預防心肌梗塞、狹心症、腦中風等心血管疾病。

但是，經詳細調查後發現，一般認為橄欖油對健康有益的地中海飲食是以海鮮類為中心，加上大量食用蔬菜、堅果、水果的傳統地中海飲食才是健康的飲食法，只食用橄欖油不會有益健康。

根據許多調查、說法顯示，大量食用海鮮類的人比較少得到心臟病、腦中風等心血管疾病，所以所謂的地中海飲食不只是因為橄欖油，應該說是海鮮類所含的DHA、EPA等ω-3脂肪酸的效果較強，這樣解釋比較有道理。

說起來，油酸可由肉類等飽和脂肪酸在體內合成，並非人體的必需脂肪酸。以營養均衡的飲食觀點來看，不需要額外補充植物油。

關於橄欖油還有另一個問題，就是品質優劣。

頂級冷壓初榨橄欖油（Extra virgin olive oil）（以下稱EXV橄欖油），是將橄欖果實壓榨的汁去除雜質，也就是一〇〇%橄欖汁，除了油酸，尚富含維生素E及多酚等抗氧化物質。這種橄欖油才是EXV橄欖油，但現在全球隨處可見EXV橄欖油的假貨。

高品質的EXV橄欖油，無法因應全球需求大量生產。因此，有許多廠商就生產化學性提煉的橄欖油。

但是，這還算好的。其中有些混入少量大豆沙拉油、菜籽油的EXV橄欖油劣質品，也貼上EXV橄欖油的標籤流入市面。義大利黑手黨會販賣這種劣質品賺錢，目前已成為不可忽視的問題。

在日本販賣的EXV橄欖油也有相同情況。由於日本目前沒有橄欖油品質相關法規，在超市販賣的EXV橄欖油中，有八、九成都是經過化學處理的便宜假貨。

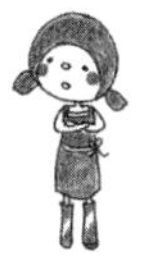

冷壓初榨橄欖油的真面目

日本會有造假的橄欖油在市面上流通，不只是因為沒有法律規範，還有另一個關鍵性的理由。

二〇一四年一月，日本電視台的生活性科學節目《阿所先生大吃一驚！》（所さんの目がテン！）進行了一個有趣的實驗。節目遮住三種橄欖油的標籤名稱，讓日本人與義大利人試飲，並選擇最美味的一種。

A：一般冷壓初榨橄欖油（約新台幣一百九十元）

B：純橄欖油（約新台幣一百二十元）

C：高級冷壓初榨橄欖油（約新台幣一千兩百元）

結果，十位日本人中有六人選Ａ，四人選Ｂ。相對的，所有義大利人都選Ｃ。沒有一個日本人選Ｃ，也就是最高級的ＥＸＶ（冷壓初榨）橄欖油。真正的ＥＸＶ橄欖油含有抗氧化物質多酚，因此有苦味及辣味，這才是真貨獨特的風味。但這種營養成分的獨特味道，並不符合日本人的味覺喜好。日本人覺得美味的橄欖油，都經過化學加工處理，味道較為爽口，但這些都是沒有營養成分的「不能吃的假貨」。

說到底，將ＥＸＶ橄欖油分為「一般」或「純橄欖油」本來就很奇怪。而日本人喜歡的假貨，不只品質不同，價格也特別便宜。用於實驗的橄欖油在價格上就有差，真貨相當昂貴，一般人無法輕易購買。

我們最好有個認知，那就是一般義式餐館所用的ＥＸＶ橄欖油，幾乎都是假貨。如果每間餐廳都用昂貴的真貨，將無法經營下去。

「橄欖油對身體有益嗎？」關於這個問題，我會如此回答：

▲ＥＸＶ橄欖油是否對健康有益，值得深究。這種油類的主成分是油酸，而油酸並非人體所需的脂肪酸。

▲日本人覺得美味的ＥＸＶ橄欖油可能都是假貨。

▲要品嘗真正的ＥＸＶ橄欖油，必須有辨別真貨及假貨的知識、味覺，並且在經濟上要頗為寬裕，才能食用昂貴的食品。

每當我如此回答，對方就會露出怪異的神情，顯而易見感到失望。身為植物油研究家，我必須說出真相，這種事就像嘗到真正的橄欖油一樣，帶著苦澀。

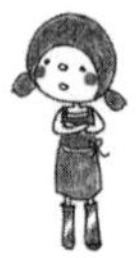

不吃魚會導致腦活動量降低與生活習慣病

在少油生活中，最重要的就是「吃魚」。

魚類不只含有蛋白質及鈣質，亦含有ω-3脂肪酸的DHA及EPA。

大腦細胞含有許多DHA，這種物質對記憶、學習等大腦的健康很有幫助。

EPA能幫助血流通暢、降低中性脂肪、預防過敏、活化微血管促使肌膚滑嫩、預防皺紋等，還能維持人體健康。

其實這兩種營養素也會用在藥品上，例如閉鎖性動脈硬化或高血脂症的治療藥。有許多醫師會開DHA、EPA製劑，例如Epadel或Lotriga，此類含有營養素的藥品很稀有，所以可以證明DHA及EPA的高效用。

這兩種物質都是相當重要的營養素，魚類以外的食物幾乎不含這種成分，因此我們必須食用魚類。

過去ＤＨＡ受到大眾關注，「吃魚的人頭腦會變好」成為話題。很可惜的，只吃魚並無法將ＩＱ一百提升到一百二十。

然而，「缺乏ＤＨＡ會導致大腦活動低落，適度補充就能恢復原狀」是科學上毫無爭議的事實。人體沒有充分補充ＤＨＡ，大腦活動就會降低，有可能因此無法百分百發揮「腦力」。同時，缺乏ＤＨＡ與中高年的健忘或失智症等大腦機能衰退，更是息息相關。

ＥＰＡ具有抑制動脈硬化的原因，也就是血小板凝結的作用，能夠預防心肌梗塞或腦血管阻塞。其他還有各種作用，例如異位性皮膚炎、花粉症等抗過敏作用，以及降低中性脂肪、預防癌症、美容肌膚等作用。

因此，魚類所含有的ＤＨＡ、ＥＰＡ能夠維持大腦與身體的健康，是人體不可或缺的營養素。

但是，現在愈來愈少人愛「吃魚」，現在年輕人的魚類食用量愈來愈低。日本人每日的肉類食用量，在二〇〇六年時超越魚類。因為在家料理會有腥味、討厭油煙等因素，使得現代人愈來愈不吃魚。這種「不吃魚」的現象持續蔓延，有人指出這就是造成過敏、生活習慣病及癌症的原因之一。

某分調查指出吃魚的重要性。一九九二年，日本癌症預防研究所的平山雄所長發表報告，以全日本四十歲以上人口，總計二十六萬人為追蹤對象，花費十七年調查「飲食習慣與死亡率」。

此分調查提到，與每天食用海鮮類的人相比，較少食用海鮮類的人，罹患心臟病、腦中風、癌症等各種疾病的死亡率較高。同時也得知，相較於少吃海鮮類的人，每天食用海鮮類的人，平均多出五年的壽命。

ω-3脂肪酸DHA、EPA的效用比想像中大。以年輕世代為中心，不吃海鮮類的人口數逐漸上升，在談到所謂肉食系、草食系之前，我們應該以「魚食系」為目標。

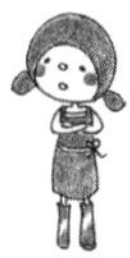

藥品含有的 ω-3 脂肪酸有消炎作用

有些藥品含有ω-3脂肪酸，這種物質還有另一項重要作用。那就是拮抗ω-6脂肪酸內的亞麻油酸，減輕、預防亞麻油酸過多所引發的疾病及症狀。

我已在前面的章節提過，過度攝取亞麻油酸會使身體容易發炎，因此容易得到各種疾病。ω-3脂肪酸能有鎮靜發炎的作用，可抑制亞麻油酸成群結黨地在體內搗亂，變成消炎性體質，不容易生病，是人類強而有力的夥伴。

最近在報紙、電視、雜誌、網路上的新聞，時常看到有關ω-3脂肪酸效用的相關報導。強調亞麻籽油及紫蘇油減肥及健康效果後，超市架上的相關商品變得空空如也，引發一陣小熱潮。

我一方面認為 ω-3 脂肪酸受到民眾關注是件好事，另一方面卻覺得，媒體沒有報導出最重要的資訊。

我在第 2 章提過，人體所需的脂肪酸，必須均衡攝取 ω-3 脂肪酸與 ω-6 脂肪酸，才能發揮真正的作用。攝取少量的 ω-3 脂肪酸是不夠的。雖然比起完全沒攝取，攝取少量總是比較好，但這樣一來，過多的 ω-6 脂肪酸的亞麻油酸將無法減少，無法發揮百分百的效果。我們要將 ω-3 脂肪酸及 ω-6 脂肪酸放在一起看待，不要分開。

減少亞麻油酸的捷徑，就是不要碰含有大量亞麻油酸的植物油，例如沙拉油。但這類資訊是個禁忌，報紙、雜誌、電視等大型媒體都不會主動提及這一塊。

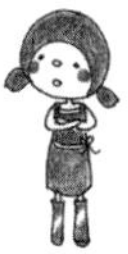

必需脂肪酸的正確比例為？

根據一九九九年日本當時的厚生省發表的「第六回改訂的日本人營養所需指標」（現為「日本人的飲食攝取指標」）內容，提到 ω-6 脂肪酸與 ω-3 脂肪酸的最佳攝取比例為四比一。

必需脂肪酸均衡的比例，並不會受到飲食分量影響。無論食量大小，所攝取的必需脂肪酸的各自總量比例才是重點。

實際的飲食生活中，時常食用肉類、油炸食品，少吃魚類或蔬菜的人，由於 ω-6 脂肪酸（亞麻油酸）的攝取量較多，且缺乏 ω-3 脂肪酸（DHA、EPA、α-次亞麻油酸），就算只有十比一或二十比一的比例也不足為奇。

另一方面，時常吃蔬菜、魚類，不常吃油炸食品或美乃滋的人，則是過著接近健康基準四比一的飲食生活。

在「日本人的飲食攝取指標」的脂質項目上，還說明了每種必需脂肪酸與相關疾病。厚生勞動省發表的結果，是由專家集團研究國內外論文所得到的結論。因此相關資訊的敘述相當嚴謹。

關於 ω-6 脂肪酸，說明如下。

▼ ω-6 脂肪酸（亞麻油酸）的相關疾病：心肌梗塞／乳癌

「亞麻油酸產生的前列腺素及白三烯會引發炎症，大量攝取恐怕有危害健康的疑慮。現已確認，過度攝取亞麻油酸會提升罹患乳癌及心肌梗塞的機率，這可能為亞麻油酸的易氧化或炎症所引起。」

日本政府彙整出過度攝取 ω-6 脂肪酸（亞麻油酸）將罹患何種疾病，並發布官方看法。

同時，在二〇一四年四月，日本消費者廳發表「食品的機能性評價模範事業」的報告中，公布 n-3 系脂肪酸（ω-3 脂肪酸）功能的評估結果。

▼ω-3 脂肪酸（α-次亞麻油酸、DHA、EPA）的彙整

「能有效預防冠狀動脈疾病、腦中風、糖尿病、乳癌、大腸癌、肝癌、老年性黃斑部病變、一定程度的認知異常及憂鬱症。同時也有許多研究指出，對日本人很有效」。

日本政府也相當認同 ω-3 脂肪酸（α-次亞麻油酸）的效用。

維持必需脂肪酸均衡四比一的飲食生活，能夠預防及改善諸多疾病，這是連日本政府也認同的事實。

每種魚的DHA、EPA含量圖表

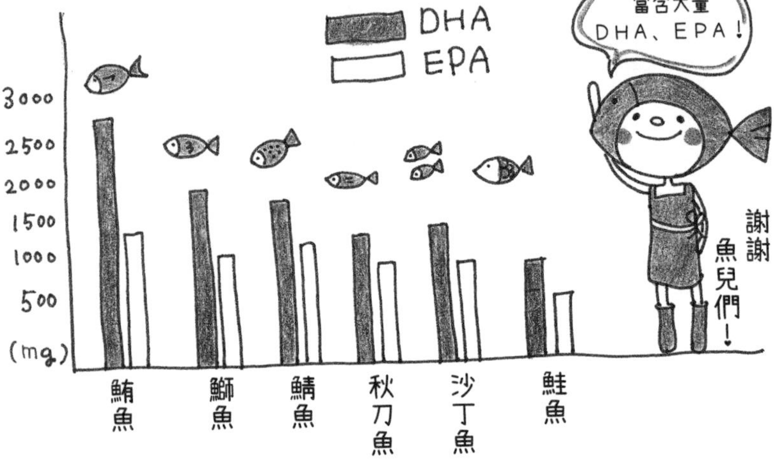

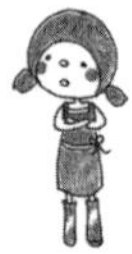

需要攝取多少才足夠？

根據日本厚生勞動省二〇一五年公布的日本人飲食攝取指標，DHA、EPA每日建議攝取量為兩種合計一公克以上。

每種魚多少都含有DHA及EPA，想要有效攝取到這兩種營養素，吃進含有大量DHA、EPA的魚類才是上上之策。鯖魚、沙丁魚、秋刀魚、鮭魚、及鰤魚、鮭魚等常見魚類，都含有大量的DHA及EPA。鮭魚卵是兒童喜歡的壽司料第一名，比起鮭魚肉含有較多的DHA、EPA。鰻魚、白帶魚、魚腸也都含有豐富的DHA及EPA。黑鮪魚生魚片的含量較少，鮪魚肚較多。也就是說，魚肉中所含的大量「油脂」，就是指DHA及EPA。

每一種魚都要生吃才能有效攝取這兩種營養素，不過也可以用煎或烤，重要的就是吃魚。

不會下廚的人也可以從罐頭攝取足夠的營養素。鯖魚、鮭魚（淡紅鮭）、沙丁魚、秋刀魚等罐頭都可以在便利商店買到。順道一提，有些每罐兩〇〇公克味噌口味的鯖魚罐頭，就含有三公克的DHA，以及二•二公克的EPA。

不過，受歡迎的鮪魚罐頭卻幾乎不含DHA及EPA。不僅如此，油滋滋的鮪魚罐頭所用的油，大多是棉籽油，我們應該避免食用這種含有大量亞麻油酸的食品。

另外，也可以透過營養補充品攝取。市面上有許多含有DHA、EPA成分的營養補充品，或是含有α-次亞麻油酸，以及可一次攝取到ω-3脂肪酸的產品。美國是營養補充品大國，醫療費用極高，許多人為了預防疾病、維持健康，都會攝取綜合維他命等營養補充品，市場規模驚人。其中，由於DHA、EPA的作用廣為人知，含有ω-3脂肪酸的魚油也是經常占據排行榜前幾名的人氣營養補充品。

無論如何，請改變不吃魚的飲食生活，轉為積極攝取ω-3脂肪酸、DHA、EPA的飲食生活，維持大腦與身體的健康。

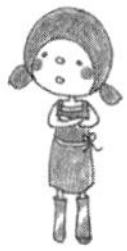

一流運動員的飲食常識——吃魚與富含ω-3的油類

近幾年，運動營養學的研究有所進展，陸續開發出補充營養、預防受傷、恢復疲勞的飲食方法及相關菜單。現在愈來愈多一流的運動員，將「飲食」與訓練視為同等重要的事。

二〇一六年春天，發生了一件讓人驚訝的事，那就是日本職棒歐力士球團（ORIX）的「麵包騷動」。

日本職棒選手協會會長伊藤光捕手，在更改契約的會場提出，賽季時球團在比賽結束後所準備的飲食，「大半都是麵包，對營養方面是否有所影響？這樣並沒有照顧好選手」，將交涉契約的大半時間花費在麵包的問題上。畢竟是聚集一流運動員的職棒球隊，球團實際的管理方式讓人啞口無言。

另外還有另一則報導。德國足球隊多特蒙德足球俱樂部（BVB）的體能訓練師萊納・施雷如此指導選手。

「只鍛鍊身體並不足夠，如何攝取營養，如何盡早恢復身體狀況，了解這些知識也是運動員的工作」。

以此指導為基礎，將營養攝取的具體方法教授給選手。而其中關鍵就是「油」，特別是能夠抑制炎症的油，也就是攝取ω-3脂肪酸。「魚類料理可攝取魚油內ω-3的DHA、EPA，平時要攝取另一種含有大量ω-3的α-次亞麻油酸的亞麻籽油或紫蘇油。」這是指導的內容，可因此得到的效用有「增加身體柔軟度，加強負荷的耐性」。也就是說，依照油類攝取方法的不同，也能提升持久力，以及預防運動傷害。

阿爾貝托・扎凱羅尼（Alberto Zaccheroni）擔任日本足球國家代表隊的教練時，也將這種概念帶入球隊的飲食內。

二〇一四年五月二十九日的《東京新聞報》刊登了以下的報導：「攝取 ω-3 可讓血流更為順暢，讓血流能通往身體各處，加快受傷肌肉恢復的速度，因此建議餐餐食用鯖魚、沙丁魚以及秋刀魚」。

二〇〇九年，足球選手梅西為了預防運動傷害而吃魚；紐約洋基隊的棒球投手田中將大的夫人——里田舞，從很久以前就開始用亞麻籽油做菜；女子高爾夫選手上田桃子，為了像美國巡迴賽頂尖選手那樣維持集中力，因此學習他們的飲食生活，改變自己的用餐習慣，學習營養學，並且開始攝取 ω-3 脂肪酸。

二〇一六年，日本電視台撥放節目《Another sky》，效力於義大利甲級足球聯賽球隊國際米蘭的足球選手長友佑都，介紹在義大利的飲食生活，提到他們經常食用亞麻籽油。

一流的運動選手們已經開始注意到 ω-3 脂肪酸的重要性。

減少攝取會促使發炎的亞麻油酸的行動，已經升起序幕。方才提到的多特蒙德足球俱樂部的萊納•施雷，就認為沙拉油、葵花油及玉米油是禁忌。他叮嚀選手，特別是比賽前一天，不可以吃炸豬排、油炸食品或高油脂的肉類，必須要吃魚。

日本人認為吃炸豬排蓋飯可增加耐力，為了贏得比賽，賽前都會吃炸豬排蓋飯*。不過這樣做其實只會帶來反效果。在二〇一五年橄欖球世界盃大肆活躍而廣受關注的日本隊代表，飲食上絕對會避開炸豬排。

一流運動員在飲食上會減少亞麻油酸，多攝取 ω-3 系的油脂。這種現象與歐力士的麵包飲食天差地遠，不過歐力士飲食方式所代表的，就是日本運動界兒童到成人的共通現象。我們應該仿傚世界一流運動選手的飲食，預防傷害，發揮身體機能。

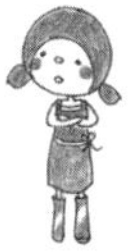

一流運動員的魚料理，對兒童也有益

一流運動員在飲食上基本都會攝取適量的碳水化合物、蔬菜、魚類，以及含ω-3的亞麻籽油、紫蘇油，這種飲食也很適合成長期的兒童。最近流行讓幼齡兒童就開始運動，而含有豐富ω-3脂肪酸的運動員飲食，不但能預防運動傷害，對兒童身心上的成長也不可或缺。

不只是運動，魚類ω-3的DHA，對智能發展也有幫助。為了讓兒童養成規律的生活習慣、認真念書，營養均衡的魚類料理很重要。

*註：炸豬排蓋飯的日文發音同於勝利，因此日本人有在比賽或考試前吃炸豬排蓋飯的習慣。

說到吃魚，不用想得太困難。例如魚罐頭有許多可以連魚骨頭也能吃的鯖魚、秋刀魚、沙丁魚等，這些魚都含有豐富的DHA、EPA。每罐一九〇公克重的鯖魚水煮罐頭，含有三公克至八公克左右的DHA、EPA，四人家庭只要一罐，就能攝取到足夠的ω-3脂肪酸。

量身訂做飲食與運動表是運動員的常識。比起祈求勝利的炸豬排蓋飯，含有ω-3的鯖魚罐頭才是運動員飲食的主流。

在少油生活中不要忘記吃魚，這才是走在世界潮流前端的飲食模式。

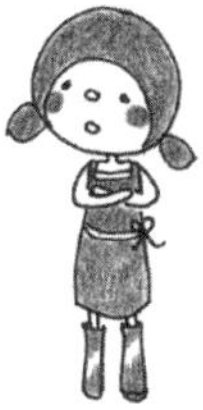

第7章

享受少油生活的訣竅

——身體力行，親身感受體質的改變

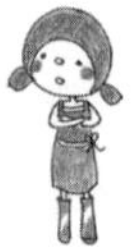

度過十年少油生活的成果

我們家開始少油生活到現在已經有十年了。開始少油生活後，女兒的膚質恢復正常，在一般公司找到工作，每天都充滿活力地出門上班。

妻子與女兒同時間開始少油生活，進入更年期後，她沒有出現典型的症狀，更不會雙頰泛紅、出汗，平順度過了更年期。其他像是她原本習慣要擦護手霜，也漸漸變得不需要塗抹，膚質似乎變好了。

我身上的變化則是花粉症消失了；每年會發生幾次的偏頭痛，變得幾乎不會發作；以前小腿肚容易痠痛而難以入眠，這種症狀也已消失。而且我們全家人幾乎都不會感冒了。

我們家為了治好女兒異位性皮膚炎而開始少油生活，現在則已經成為日常生活的一部分。

如果覺得麻煩、飲食無味，肯定無法長久持續下去。但我們家相當享受少油生活，積極努力執行。

經過親身體驗後，我不認為這種生活限制重重，辛苦又無趣。不如說，透過少油生活，我們得到許多回饋，像是對食材本身的味道變得更為敏銳，以及改善了體質。

為了讓各位讀者也能積極開始少油生活，我彙整了一些重點，希望能幫助各位盡早開始實行。

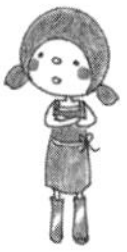

少油生活的重點——家庭篇

只要在家開伙，控制油量就並非難事。

白飯、納豆與味噌湯通通都無油，再加上以魚當主菜，就能攝取到DHA、EPA，這就是理想的一餐。如果青菜不夠，只要配上醃菜，營養就能均衡。

其他還有像是冬季美食——日式火鍋，也是無油又營養均衡的餐點，而壽司、涮涮鍋、烏龍麵，這些基本上都是無油餐點。

至於料理方式，就是減少「炒」「炸」改為「烤」「煮」「蒸」。

在家裡開伙，以天婦羅以外的日本料理為飲食基本，就能簡單過著無油生活。

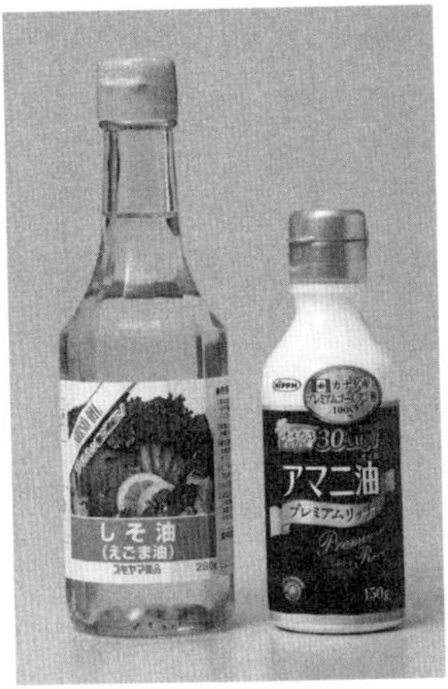

排除壞油之後，料理時使用亞麻籽油，就能攝取到好油。

其實我們家曾經同一時間使用好幾種不同的油，冰箱內放有大量的油。但是，這麼做一點也不實用，現在，我們以亞麻籽油為主，偶爾想改變心情時則會用紫蘇油。

上頁的照片，就是我家實際在用的油，每種油都有豐富的 ω-3 脂肪酸成分。由於可接受亞麻籽油的特殊味道，我家就選擇使用亞麻籽油。

亞麻籽油及紫蘇油都容易氧化，因此開封後要盡快使用，風味才不會改變。

【我家的少油生活五大公約】

①絕對不用高溫加熱含有亞麻油酸的植物油。

②亞麻油酸：ω-3（α-次亞麻油酸、DHA、EPA）為四比一（理想為一比一）。

③不過度攝取亞麻油酸（每日最多八公克）。

④每日攝取 ω-3（α-次亞麻油酸、DHA、EPA）。每日至少超過二公克。

我家的少油五大公約

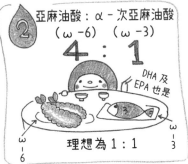

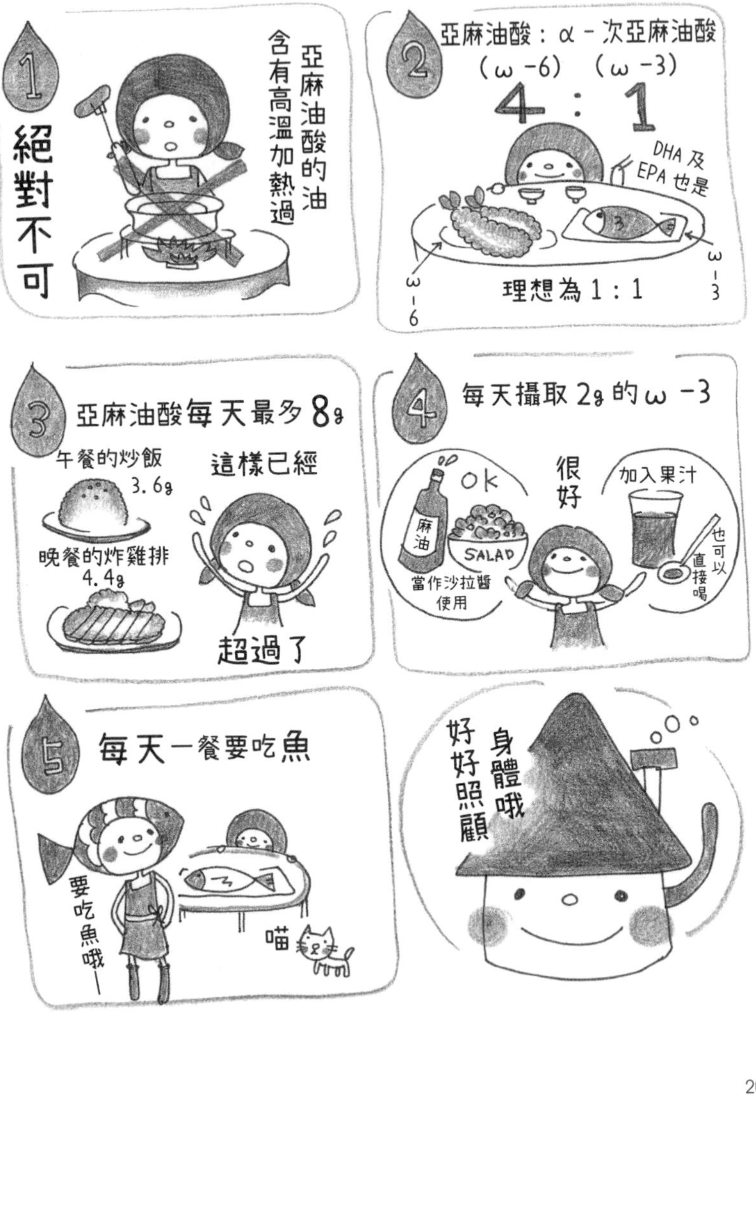

1
絕對不可
亞麻油酸的油
含有高溫加熱過
2
亞麻油酸：α－次亞麻油酸
(ω-6) (ω-3)
4：1
DHA及
EPA也是
ω-6
ω-3
理想為1：1
3
亞麻油酸每天最多8g
午餐的炒飯
3.6g
晚餐的炸雞排
4.4g
這樣已經
超過了
4
每天攝取2g的ω-3
OK
麻油
SALAD
當作沙拉醬
使用
很好
加入果汁
也可以
直接喝
5
每天一餐要吃魚
要吃魚哦—
喵
身體哦
好好照顧

只要一小匙亞麻籽油或紫蘇油就足夠。

⑤為了每日攝取一公克的DHA、EPA，每日一餐要吃魚料理。

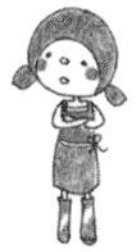

給「還是想吃油炸食品和美乃滋」的人

即使如此，我知道仍有些人是「雖然知道少油生活對身體很好，但還是有想吃的美食！」

我有好消息要告訴這些人。只要具備油類的正確知識，還是能夠享用所有的油炸食品。有三種方法，可以吃到安全的油炸食品。

①用「氣炸鍋」油炸

②用純正豬油油炸

③用亞麻籽油或紫蘇油，在一六〇度以下油炸

首先，「氣炸鍋」是一位強而有力的夥伴，它能夠使用高速產生熱對流的技術加熱食材，不需用油就能製作油炸食品。

氣炸鍋能夠快速加熱，保持一定的溫度，不會調理失敗，也能預防油四處飛濺帶來的髒汙、燙傷，或高溫引起的火災，而且可以調整時間，期間可以去做別的菜以節省時間，是種好用的小家電。

炸豬排、炸雞塊的備料、處理，就和一般的方法一樣，接著只要放入氣炸鍋內，就能利用肉本身的油脂油炸，不須用到植物油。而且氣炸鍋的操作非常簡單。

我們家不只會用氣炸鍋炸東西，也會拿來烤魚。只要設定好時間就不會烤焦，也不會冒煙，幾乎不會有髒汙，清理時，也比烤魚的鐵網簡單許多。

另外，市面上有在賣「不沾鍋的平底鍋」，只要有它，不管是煎荷包蛋還是炒菜，都不需要用油。

第二點，如果不用氣炸鍋做菜，最好用豬油去炸東西或炒菜。用豬油可避免植物油帶來的危險。豬油相當便宜，因此不會讓錢包縮水。不過，精煉後的豬油通常含有植物油，所以請務必使用「純正豬油」。

第三點，如果要做天婦羅，最好用亞麻籽油及紫蘇油在一六〇度以下油炸。用小型的電熱鍋，將溫度設定為一六〇度。但是，這些油在高溫時會產生味道，還有冒煙、引起火災的危險，昂貴的油並不適合用來這樣做，料理時必須注意安全。

只要花點功夫，就能夠吃油炸食品，美乃滋當然也一樣。只要花點功夫，就能用安全的油製作美乃滋。下頁的圖，就是用亞麻籽油和紫蘇油製作的 ω-3「豆漿美乃滋」。

豆漿美乃滋的做法

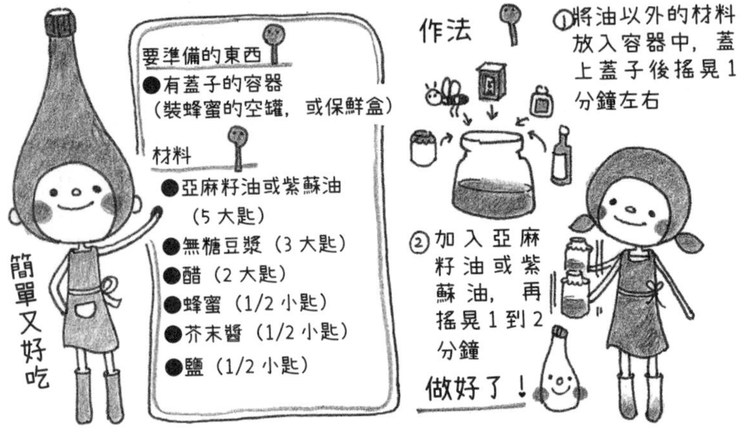

要準備的東西
●有蓋子的容器
（裝蜂蜜的空罐，或保鮮盒）
材料
●亞麻籽油或紫蘇油
（5 大匙）
●無糖豆漿（3 大匙）
●醋（2 大匙）
●蜂蜜（1/2 小匙）
●芥末醬（1/2 小匙）
●鹽（1/2 小匙）
簡單又好吃
作法
①將油以外的材料放入容器中，蓋上蓋子後搖晃1分鐘左右
②加入亞麻籽油或紫蘇油，再搖晃1到2分鐘
做好了！

少油生活的重點——外帶&外食篇

雖然能夠在家裡開伙是最好的，但對於忙碌的現代人而言，在便利商店或便當店買回家的「外帶」或外食都是不可少的。

首先，幾乎所有食品材料的植物油都會標上「植物油」「植物油脂」。大豆油、菜籽油、棕櫚油等植物油的原料名，一般都不會標在商品上。也就是說，我們無法透過標籤判斷，食品到底使用了哪種植物油。

因此，我們必須避免購買含有「植物油」「植物油脂」「乳瑪琳」「酥油」等食品。生魚片所附贈的芥末醬包上有時會標有「植物油」，這點要特別注意。

不需要我說明，讀到這裡的讀者早就知道，天婦羅、炸豬排、炸肉排等油炸食品，都不適合外帶回家當配菜，因為幾乎沒有商店會用純正豬油炸東西。

便利商店也有賣烤魚便當，而且除了鮪魚及天婦羅飯糰，其他口味的飯糰幾乎都沒有用到植物油。

以前便利商店的飯糰百分百會用到「炊飯油」。這種植物油能夠避免剛煮好的米飯黏在一起，或附著在煮飯的鍋子上，屬於業務用油，標籤上寫著「植物油」。最近御飯糰的用米品質競爭愈來愈激烈，每間便利商店都使用品牌米，試圖與競爭對手拉開距離，已經很少在使用炊飯油了。相對的，三明治、麵包卻幾乎都有用植物油，所以這些商品就碰不得。

泡麵都有隱藏油，最好避免食用，可以購買無油的包裝麵自己煮，再加入亞麻籽油或紫蘇油。

壽司、海苔捲雖然沒問題，但幾乎所有豆皮壽司都會用到植物油。沙拉的話，最好購買沙拉醬分開包裝的產品。幾乎所有小菜都會用到油，這點要特別注意。

若是外食，烤魚定食、煮魚定食、壽司、鰻魚等都沒問題，炸豬排、炸肉排、炸雞塊等炸物通通不可以。如果想吃竹筴魚定食，就把炸的換成乾物，或改點味噌口味的鯖魚定食吧。

另外，吃蕎麥麵及烏龍麵時，要避免點主菜是天婦羅或油炸食品口味的。若是蓋飯，天婦羅蓋飯、炸豬排蓋飯當然不行，而牛肉蓋飯的動物性脂肪較多，只要注意營養均衡就行。比起來，牛肉蓋飯比炸豬排蓋飯好，親子蓋飯比牛肉蓋飯好，海鮮蓋飯比親子蓋飯好……這樣想就沒問題。

中華料理幾乎都會用到植物油，最好不要吃。不過，燒賣等蒸籠料理就沒問題。

外食中的快炒料理、油炸食品、沙拉醬等，幾乎沒有用到亞麻籽油或紫蘇油。我們幾乎不可能透過外食攝取 ω-3 脂肪酸（α-次亞麻油酸）。

經常外食的人，會有 ω-6 脂肪酸（亞麻油酸）過多，ω-3 脂肪酸不足的問題，記得多補充富含 ω-3 脂肪酸的保健食品。

要掌握少油生活的訣竅並不困難，不過，如果在少油生活中感到壓力，可以偶爾回頭嘗一些喜歡的食物，才不會累積壓力。

只注意健康，光想著「絕對不可以碰油！」而掉入「基本教派主義」可就不好。我也會吃最喜歡的披薩，此時如果心想「這油還真多」，就無法享受披薩的美味。我有時也會應酬，所以不得不吃用沙拉油炸過的天婦羅。此時就不要想太多，專心享受美食才能長期維持少油生活，這是我的建議。

若一心想著「絕對不行」，即便只是稍微嘗到一點油，就會覺得自己的努力化為泡影而失落，不僅少油生活的士氣會下降，人際關係中也會出現摩擦。

只要持續，一定能感受到身體狀況好轉，因此請各位開心過著少油生活。

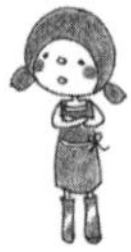

有助持續少油生活的便利工具

接著我要向各位介紹一些小幫手，這些小幫手能夠幫助我們順利開始少油生活，並且舒服地維持下去。

（一）調查脂肪含量的網站

說到少油生活的必需品，就是能夠隨手調查食品卡路里及營養成分的網站。

利用這個網站，就能具體掌握自己吃下肚的食物所含的脂肪酸（油）種類，及具體分量。

我最常用的是電子媒體業 amaze 所經營的「Slism」（slism.jp）。這是以想減肥的人為客層取向的網站，在這裡能查到食品的亞麻油酸、ω-3 脂肪酸含量，對我而言是個重要的工具。

先來試著搜尋看看咖哩飯的必需脂肪酸吧。

以咖哩飯（豬肉咖哩）一人分（五〇〇公克）來看，約為八三五大卡，總脂肪酸量為七・二五公克。其中，含有〇・七五公克的 n-3 系列多價不飽和脂肪酸（ω-3 系列脂肪酸），四・七五公克的 n-6 系列多價不飽和脂肪酸（亞麻油酸系列脂肪酸）。以此咖哩飯的資料計算必需脂肪酸的平衡，亞麻油酸：ω-3 脂肪酸為四・七五比〇・七五公克，約六比一。可從中得知，已超過日本厚生勞動省所建議的四比一的比例。

這只是一般豬肉咖哩飯的數值，因為有具體數字，所以值得參考。煮咖哩時都會用到植物油，可就此判斷「加熱處理過的亞麻油酸含量偏高，所以最好不要吃咖哩飯」，「需要減少亞麻油酸攝取量」或「用其他方法補充ω-3脂肪酸」。

Slism這個網站不只能分析餐點、加工食品，也能分析蔬菜、魚類、肉類等食材。我在超市冷凍櫃注意到看起來很美味的魚時，就會用手機連上這個網站，輸入魚種、重量，查詢DHA及EPA的含量，作為購買參考。

認真查詢各種食品的過程，也能逐漸掌握自己的選購習慣，進而重新思考購買的食材，以讓必需脂肪酸取得均衡。

下列網站也能查詢同樣資訊。

▼日本文部科學省「食品成分資料庫」https://fooddb.mext.go.jp/

▼eatsmart：https://www.eatsmart.jp/

這兩個網站和 Slism 一樣都能查詢食物資訊。只要好好利用這些方便的網站，就能掌握自己攝取的油量，應用在少油生活上*。

（二）利用「脂肪酸四大成分檢查」掌握體內油脂狀況。

血液檢查「脂肪酸四大成分檢查」，能夠客觀掌握自己體內脂肪酸的均衡狀況。

近來，日本有許多醫院積極引入此種檢驗方法，糖尿病及脂質異常的病患都會接受這種檢查。一般民眾若自費檢查，大約需花費六千日圓（約台幣兩千元）。最近有愈來愈多主治過敏的醫院，將此種檢查列為基本檢查項目。

*註：台灣可上網衛福部「食品營養成分資料庫」查詢。

這項檢查能夠檢測出四種脂肪酸在血液中的濃度，以及「ＥＰＡ／ＡＡ比」。

所謂的「ＥＰＡ／ＡＡ比」，指二十碳五烯酸和花生四烯酸的比例，簡單來講，就是ω-3系列脂肪酸（ＤＨＡ、ＥＰＡ）及亞麻油酸系列脂肪酸（ＡＡ：花生四烯酸）的比例。日本人的平均數字為〇・五至〇・六，若亞麻油酸攝取過多，此比例就會降低（另外，「ＥＰＡ／ＡＡ比」為血液檢查實際量測的體內血液濃度，與「ω-6：ω-3」飲食的油脂攝取指標相異）。

根據日本國內大規模研究結果顯示，若ＥＰＡ／ＡＡ比為〇・四以下，就會大幅增加罹患心肌梗塞等動脈硬化疾病的機率。

另外，根據二〇一一年發表的研究顯示，ＥＰＡ／ＡＡ比為〇・二五以下的族群，與〇・七五以上的族群，因心肌梗塞而死亡的機率約為三倍，與其他死因加總的總死亡率差了兩倍之多。

有某個疾病學的調查是以此研究為基礎來進行。一九七〇年代，某個調查格陵蘭原住民因紐特人的結果顯示，當地心血管疾病死亡率，比起丹麥的白人相當低。

因紐特人的生活環境相當寒冷，雖然他們的飲食幾乎沒有蔬菜，罹患心血管疾病的人口卻很少。透過調查，我們得知了其中原因。當地人的主食為海豹、魚類等海棲類，因此血液中含有許多 ω-3 脂肪酸 EPA。也就是說，我們可以根據此疾病調查得知，攝取愈多 EPA，愈能預防心血管疾病。

每個醫療機構對 EPA／AA 比的基準都不相同，但考量到大規模調查的結果，最好能維持在〇．四以上，比例愈高，罹患心血管疾病的風險愈低。而某位執業醫師曾經提過，年齡愈高的人，EPA／AA 比愈高，愈年輕的人則愈低。

這項檢查原本是拿來當作心血管疾病風險的指標。知道自己的 EPA／

ＡＡ比，就能判斷自己的體質是屬於多ω-6亞麻油酸的易發炎體質，還是多ω-3脂肪酸的消炎體質＊。

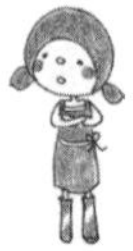

我的檢查結果

我個人曾經在二〇一五年接受過這個檢查。當時我已經持續八年不碰含有多量亞麻油酸的沙拉油、芥花油，食用含有ω-3系列的亞麻籽油或紫蘇油的少油生活，加上每天吃一餐的魚。因此，當初我預估ＥＰＡ／ＡＡ比會高於日本人的平均數值（〇・五至〇・六）。

我的檢查結果為一・一六，幾乎是平均值兩倍。可惜我不曉得少油生活前的數值，不知道改善多少，不過這個結果或許能客觀證明少油生活帶來的成效。

同時我在這個檢查中也得知，我的杉樹花粉症症狀雖然消失了，但正確來講並非治好花粉症，而是對杉樹花粉過敏的反應消失了。

我在此項血液檢查也一併調查過敏原，和為花粉症所苦的時期一樣，我對「杉樹花粉」「室內灰塵」「塵蟎」等過敏原仍然有反應。也就是說，因為過著少油生活，我變為多 ω-3 脂肪酸的體質，能抑制過敏反應，花粉症的反應就是因此而受到抑制。

只要變成消炎體質，疾病的症狀便會愈趨平緩。而這種消炎體質，不只能改善花粉症，也能抑制其他多種疾病的發作。

我希望各位讀者能夠實踐少油生活，持續下去，將個人體質從易發炎改變成消炎，恢復原本的健康狀態。

＊註：台灣類似的檢驗稱為「脂肪酸平衡分析」「脂肪酸健康評估」等。

總結

我想在本書的最後，以植物油研究家的身分，對食品製造商及餐廳的經營者提出要求。

我希望各位不只是公開所使用的材料及調味料，也可以一併公開所使用的油脂。

一般食品都必須在包裝上標示材料及添加物，所用到的原材料會依多寡排列。另外，許多大型連鎖餐廳都會在網頁上公開餐點的營養成分、食材產地、過敏性食料。這些不可或缺的資訊，都可讓消費者了解食品的安全性。

但是，家庭餐廳及速食業者都沒有公開油脂的資訊。

當我在整理本書的照片，曾向各食品廠詢問油的種類，其中好幾間廠商都回答「無法告知」。

為什麼必須隱瞞用了什麼油當原料呢？莫非這是因為食品製造商所使用的油是問題油的緣故嗎？

縱使食品製造商、連鎖餐廳及其他食品相關業者，為了讓顧客大快朵頤、痛痛快快大吃一頓，熱衷於追求食物的「美味」。但或許很少人會認真思考，自己提供的料理及商品經消化吸收後會成為顧客的血肉。

「美味」是感官上的問題，但食材及調味料的安全性卻是一般性的問題。

身為專業的飲食業界人士，不僅要對食材、調味料的品質及安全性敏感，還應該設立專門的系統，建立情報網收集業界資訊，客觀分析，將正確的訊息讓整體業界共有。隨隨便便地繼續使用不好的油，是太輕忽食品安全了。

說到食品安全，我這裡有個好消息。

以往加工食品的營養成分是各企業自行依照內部的規定隨意標示，不過日本已於二〇一五年改訂為須按照法規標示。到二〇二〇年算是緩衝期，必須標示而出「熱量（kcal）」「蛋白質（g）」「脂質（g）」「碳水化合物（g）」「食鹽相當量（g）」等五大項目。

另外，還有建議標示的項目，例如「飽和脂肪酸（g）」「食物纖維（g）」，以及其他任意標示的「n-3系列脂肪酸（ω-3脂肪酸）」「n-6系列脂肪酸（ω-6脂肪酸＝亞麻油酸）」「膽固醇」「醣質」「醣類」「礦物質類（鈉除外）」「維生素類」等項目。

除了這些項目，我認為應該盡早修法，強制義務性標示植物油的種類（大豆油、菜籽油、棕櫚油、玉米油等）及含量。

這些標示，有助預防過度攝取亞麻油酸（n-6），以及掌握ω-3（n-3）的攝取量。

食品界應該走在法律的前頭，先行實施這種標示法，這才叫做將消費者的健康擺在第一。

另外，植物油（油脂）的製造商，應該立即嚴格審查產品的安全性，探討是否適合販賣。

至少必須在各商品的包裝上，標示出原材料名稱、產地、有無基因重組、精煉方法，以及成分的飽和脂肪酸、ω-3脂肪酸（α-次亞麻油酸）、ω-6脂肪酸（亞麻油酸）、ω-9脂肪酸（油酸）及反式脂肪的比例。

許多飲食方法推陳出新，強調能夠預防、治療疾病，或減輕症狀，但之後又無聲無息地消失。這代表社會上有許多人的健康並未因此獲改善。我也很早就接觸鮪魚、限制糖分、無麩質飲食等飲食資訊。

接觸正確的資訊、選擇適合自己的飲食方式固然是件好事，但若不注意食物的品質，反而會得到反效果。據我所知，並沒有任何飲食法指出沙拉油或芥花油的壞處。

油品是所有飲食的基礎。為了不讓健康、飲食方法產生反效果，我希望各位讀者能夠以少油生活為基礎，選好油，吃好油。

今天的油，會成為明天你。

林　裕之

【日文參考文獻】

《母乳で育てコツ》（山西みな子著、新泉社）
《もっと自由に母乳育児――マニュアルより赤ちゃんとの「対話」を》（山西みな子著、農山漁村文化協　）
《油を断てばアトピーはここまで治る――どんな重い症状でも家庭で簡単に治せる！》（永田良隆著、三笠書房）
《油脂とアレルギー（脂質営業学シリーズ3）》（日本脂質栄養学会監修、奥山治美・小林哲幸・浜崎智仁編，学会センター関西）
《医者も知らない亜麻仁油パワー》（ドナルド・ラディン&クララ・フェリックス著、今村光一翻訳、中央アート出版社）
《油　このおいしてく不安なもの――くずれたリノール酸神話》（奥山治美著、農山漁村文化協会）

《食卓が危ない!!あなたの「油選び」は間違っている!》(奥山治美著、ハート出版)
《油の正しい選び方・摂り方――最新　油脂と健康の科学》(奥山治美・國枝英子・市川祐子著、農山漁村文化協会)
《本当は危ない植物油――その毒性と環境ホルモン作用》(奥山治美著、角川oneテーマ21)
《オリーブオイル・サラダ油は今すぐやめなさい!》(奥山治美著、綜合図書)
《フードラップ食品に仕掛けられた至福の罠》(マイケル・モス著、本間徳子翻訳、日経BP社)
《長寿村・短命化の教訓――医と食からみた棡原の60年》(古守豊甫・鷹觜テル著、河出書房新社)
《サラダ油が脳を殺す――「錆び」から身体を守る》(山嶋哲盛著、ダイナミックセラーズ出版)

《そのサラダ油が脳と体を壊してる》（山嶋哲盛著、ダイナミックセラーズ出版）
《認知症が嫌なら「油」を変えよう》（山嶋哲盛著、ダイナミックセラーズ出版）
《「ＤＥ・ＯＩＬ」でキレイになる》（林葉子著、株式会社ミディ）
《体に良い油で作る絶品料理①からだがよろこぶ！賢脳・健康レシピ》（林葉子著、山嶋哲盛監修、ダイナミックセラーズ出版）
《最新の研究・臨床結果を一挙公開　ＤＨＡびっくりデータ～痴呆・がん・アトピー・高血圧・動脈硬化…》（矢澤一良著、ハート出版）
《シソ油が効く!!ガン・成人病・アレルギー・ボケ～健康体を作る高 α リノレン酸》（奥山治美著、ハート出版）
《日本の食文化史――旧石器時代から現代まで》（石毛直道著、岩波書店）
《データでみる百歳の科学》（鈴木信著、大修館書店）

Note

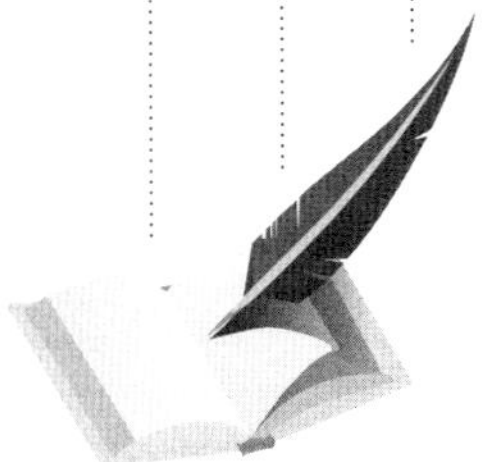

Note

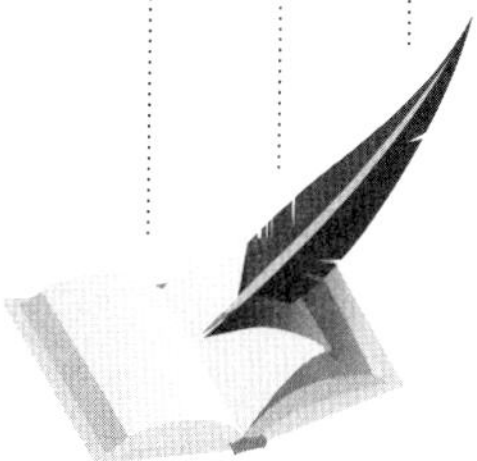

Note

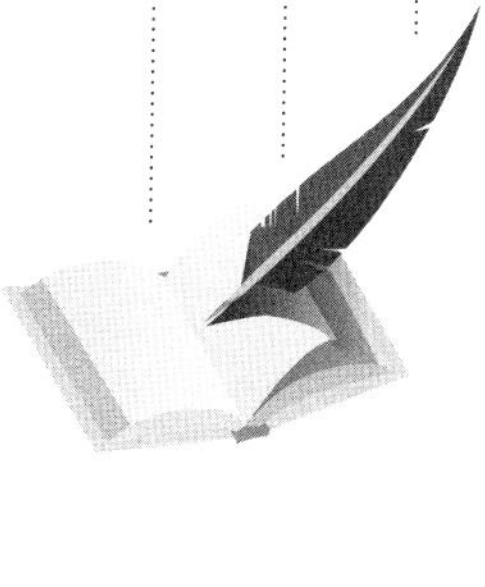

國家圖書館出版品預行編目資料

吃對油，不過敏：異位性皮膚炎是因為吃錯了油！/ 林裕之作；黃品玫譯.
-- 初版. -- 新北市：世茂, 2019.01
面；　公分. -- (生活健康；B448)
ISBN 978-957-8799-52-3(平裝)

1.健康飲食　2.油脂

411.3　　107016921

生活健康 B448

吃對油，不過敏：異位性皮膚炎是因為吃錯了油！

作　　者 / 林裕之
譯　　者 / 黃品玫
主　　編 / 陳文君
責任編輯 / 楊鈺儀
封面設計 / 林芷伊
出 版 者 / 世茂出版有限公司
地　　址 / (231)新北市新店區民生路19號5樓
電　　話 / (02)2218-3277
傳　　真 / (02)2218-3239（訂書專線）、(02)2218-7539
劃撥帳號 / 19911841
戶　　名 / 世茂出版有限公司
世茂官網 / www.coolbooks.com.tw
排版製版 / 辰皓國際出版製作有限公司
印　　刷 / 祥新印刷股份有限公司
初版一刷 / 2019年1月

I S B N / 978-957-8799-52-3
定　　價 / 320元